4R清腸排

7日腸胃道修護食譜的

錄

作者 **歐瀚文** 醫師

SIBO，隱「腸」危機

終結SIBO小腸菌叢過度增生，改善腸漏、血糖、內分泌失調、自體免疫疾病

台灣第一本完整揭露
SIBO小腸菌叢過度增生醫學專書

腸道，是萬病之源！

紅斑性狼瘡、荷爾蒙失調、甲狀腺炎、纖維肌痛症等……
都是**SIBO小腸菌叢過度增生**引起。
從飲食自體營養療方，簡單的7日腸道修護食譜，
讓你**改善自體免疫系統**！

目錄

Part 2 腸道，萬病之源！——SIBO 的診斷與衍生健康問題

目錄

總序一

腸道——人體第二大腦，不容忽視的隱「腸」危機！

胃腸道看似深藏在體內，卻身為人體的第一道防線，和外在環境不斷的接觸著。

根據統計，胃腸道疾病，尤其以功能性消化不良以及胃食道逆流，在過去 20 年來成長了五倍之多，目前盛行率約佔了四分之一人口，每年更吞下高達 185 公噸的胃腸藥，都是為了改善胃腸道不適的症狀。

從「腸」計議，通往健康人生

人體內共生的細菌卻有 10^{14} 以上，為正常人體的十倍之多；人體約有 22,000 個基因，但腸內共生細菌的基因數總和就高達 330 萬以上。常有人戲稱是細菌主導了人體，人們是被細菌所統治的。

現代醫學之父希波克拉底曾說道:「所有疾病始於腸道。」**健康的腸道是通往健康人生的關鍵**，一個不健康的腸道系統不僅會讓人脹氣，目前發現更會因為腦腸軸的循環，對心情、體力和整體的感覺產生影響，所以腸道又被稱作第二個大腦，又稱腹腦。

許多症狀，像是打嗝、脹氣、腹脹、便秘、腹瀉，甚至是腦霧，都是胃腸道發出的警訊。在尚未發展成疾病之前，胃腸道的功能失調，已經發出警訊，向我們伸出援手。近幾年保健觀念興起，許多人對於腸漏症 (Leaky Gut) 有一定的認識，卻不清楚腸漏症發生的原因。**小腸菌叢過度增生 (SIBO)，就是造成腸漏症的元凶之一。**

洞察先機！失控腸胃道的求救訊號

小腸菌叢過度增生 (SIBO) 並非新興疾病診斷，卻是個隨著時代趨勢不斷增加的現象。現代人在壓力，過度精緻化飲食，作息不規律等等的原因，間接造成 SIBO 的盛行率逐年攀升。SIBO 不只是以胃腸道的症狀來表現，**全身性的症狀像是貧血、紅疹，甚至是自體免疫疾病都和 SIBO 脫不了關係。**忽略了 SIBO 發出的警訊，可能最後造成全身性無法回復的疾病。

當失控的胃腸道對我們發出求救訊號，不要只是塞塞胃藥，忽視了警訊，錯過了改善健康的先機。

一起找回健康，讓我們從「腸」計議！

美國西方州立大學功能醫學碩士
美國馬里蘭大學整合醫學博士
歐瀚文 醫師

總序二

小腸菌大麻煩，一個嶄新且有效的療癒新曙光

現代人生活步調快，飲食文化大幅改變，連好好吃頓正餐的時間都沒有，更遑論自己下廚，享受與親友共度輕鬆愉快的用餐時光。

在這樣的大環境下，越來越多人有各種腸胃不適問題，像是胃痛、脹氣、胃酸逆流、心灼熱、腹痛、腹瀉、便秘、甚至是腹瀉和便秘交錯出現等，但又有苦說不出。過去台灣社會埋首工作，普遍不重視身體健康，只在繁忙之中希望靠著健保給付的藥物撐過症狀，忽略了一次又一次身體給自己的警訊，等到出現大問題，才發現真的已經養出病來了。

治未病，從 4R 修復原則下手

功能醫學診所為抗衰老的客戶制訂「治未病」的治療計劃，最先關注的就是腸胃道症狀，一方面是幾乎人人都有不盡相同的腸胃道困擾，幾十年下來都不知道原來可以緩解，原來可以讓生活變得更隨心所欲；另一方面也是因為功能醫學發現從各種研究都顯示**腸胃道是眾多慢性病的起源**，反過來說，只要舒緩了腸胃道症狀，不但可以提供生活品質，還可以從源頭延緩各種疾病的進程。

目前在台灣預防醫學及抗衰老診所都相當地擅長透過治療腸胃道，為客戶達到不同程度的目標。而功能醫學在台灣 20 多年來，致力於推廣**「4R」的治療原則：移除（Remove）、**

替代（Replace）、再植入（Reinoculate）、修補（Repair）。透過這四個原則通常都可以針對胃部消化功能、腸黏膜修復以及腸內菌相失衡下手，有效緩解客戶的腸胃不適症狀。

隨著醫學診斷和檢測儀器的進步，現在國際上出現能夠針對小腸段的細菌量精確檢測的黃金診斷標準，因此這幾年歐美紐澳等國家對於「小腸菌叢過度增生」的問題變得非常重視，相關研究及研討會大量出現，快速地提供臨床在腸躁症、嚴重脹氣、嚴重便秘、反覆出現難以控制的腹瀉等等治療失敗時，一個嶄新且有效的治療方向及臨床經驗。

國際飲食原則，落實於台灣餐桌

小腸細菌量過多不但會影響胃部消化，也會影響大腸腸內菌相，因此如果有小腸菌叢異常增加，在整體治療上，是否該用益生菌、如何用益生質以及飲食上如何配合，都將是一門複雜的學問。有鑒於國際上已經累積眾多學術研究資料及臨床經驗，因此**本書特地將「小腸菌叢過度增生」新醫學名詞介紹給台灣民眾**，並且將國際上各種飲食理論，整理成可以在台灣餐桌落實的飲食原則和示範食譜，期望能提供給不同需求的人不同的治療方向。

台北醫學大學保健營養學系學士
德國基森大學營養科學碩士
賀菡懿 **營養師**

問卷

原來我也有小腸菌叢過度增生（SIBO）？——SIBO 自我快篩檢測表

「蝦咪？什麼是 SIBO ？」

「我也會有小腸菌叢過度增生（SIBO）嗎？」

SIBO（Small intestinal bacterial overgrowth）指的是腸道中「非致病菌菌叢」的過度增生，當腸道中的菌過度增生，就會刺激體內分泌解連蛋白（Zonulin），進而解開緊密結合的腸細胞，而造成腸漏（Leaky Gut Syndrome）。

工時長、壓力大、久站或久坐不起的職業別，容易導致腸胃道活動緩慢、停滯，消化和吸收功能無法正常運作，正是 SIBO 高危險族群！

以下為「**SIBO 自我快篩檢測表**」，幫自己的小腸打分數，趕快來評估看看自己是否有相關問題，圈選出覺得最符合當前症狀的分數，最後將分數加總，填寫在表格下方，最後就能得到自己的「SIBO 關鍵腸指數」喔！

問題	分數
1、您的胃 / 腹部多久會感到不適或疼痛？ （如果您的答案是從不，請跳第 3 題）	
a、很常（大於每週 3 次）	2
b、有時候（大約每週 1 ～ 2 次）	1
c、很少或從不	0
2、不舒服的狀況持續多久？	
a、少於 2 週	0
b、2 週至 2 個月	1
c、超過 2 個月	2
3、您多久有一次腹瀉 / 水樣便？	
a、很少或從不	0
b、偶爾	1
c、每週 1 ～ 2 次	2
d、每週超過 3 次	4
4、您有便秘嗎？	
a、是（每週小於 4 次排便）	4
b、否	0
5、您多常會感到排便困難（用力解便、有殘便感）？	
a、很少或從不	0
b、偶爾	1
c、每週 1 ～ 2 次	2
d、每週超過 3 次	3
6、您的排便時間多長？	
a、少於 5 分鐘	0
b、5 ～ 10 分鐘	1
c、超過 10 分鐘	3

7、您會腹瀉 / 水樣便與便秘 / 硬便交替出現嗎？	
a、是	3
b、否	0
8、您多常會感到餐後脹氣？	
a、很少或從不	0
b、偶爾（每月 1 ～ 2 次）	1
c、約每週 1 次	2
d、幾乎每天	4
小計 A	

問題	分數
9、您有乳糖不耐症嗎？	
a、是	2
b、否	0
10、您是否患有慢性貧血（鐵或 B_{12} 缺乏）沒有明顯的原因？	
a、是	2
b、否	0
11、您多常會在飯後一小時內打嗝？	
a、很少	0
b、偶爾	1
c、大於每週 3 次	2
d、幾乎每餐	4
12、您多常感覺到自己有排氣過多的問題？	
a、很少或從不	0
b、每週 1 ～ 3 天	1
c、每天	2

13、您有多常發生胃食道逆流？	
a、很少或從不	0
b、偶爾（每月 1 ～ 2 次）	1
c、每週 1 次	2
d、大於每週 2 次	3
14、您多久排一次有惡臭（如：腐爛的雞蛋）和 / 或漂浮的糞便？	
a、很少或從不	0
b、偶爾（每月 1 ～ 2 次）	1
c、每週 1 ～ 2 次	2
d、每天	3
15、您是否服用任何治療胃部不適或胃酸逆流的藥物，如：制酸劑和氫離子幫浦抑製劑？	
a、是	1
b、否	0
16、您有多種食物敏感 / 不耐受嗎？	
a、是	3
b、否	0
小計 B	

17、您是否被診斷出患有下列任何一種情況？（可以選擇多個）	
・乳糜瀉	2
・甲狀腺功能降低	3
・腸躁症	4
・幽門桿菌感染	2
・發炎性腸道疾病（潰瘍性腸炎或克隆氏症）	1

・玫瑰斑 / 痤瘡玫瑰斑	2
・糖尿病	1
・硬皮病	1
・慢性疲勞症候群 / 纖維肌痛症	2
・不寧腿	2
・肝硬化	1
18、儘管胃口很好，但您是否增重困難？	
a、是	2
b、否	0
19、您每天平均的壓力指數 1 ～ 10 分有幾分？（10 分壓力最大）	
a、5 或更低	0
b、6 ～ 8	1
c、9 ～ 10	2
20、自從腸胃炎後，您是否有這些腸道問題（如：食物中毒、嘔吐和腹瀉、旅行者的腹瀉）？	
a、否	0
b、是	2
21、您是否曾經歷以下情況：焦慮、沮喪、睡眠品質不佳 / 失眠、情緒起伏和易怒？	
a、否	0
b、是	2
小計 C	
總計（A+B+C）	

我的「SIBO 關鍵腸指數」：

◆分數 19 ～ 73：

極有可能小腸菌叢過度增生，建議尋找一位可以診斷不同 SIBO 類型和階段的醫師，以及長期配合、協助調整飲食的專業營養師，達到長期的腸道維護，恢復全身的健康狀態。

◆分數 8 ～ 18：

可能是小腸菌叢過度增生，但也有可能是其他疾病，建議尋求專業醫療做進一步精確的檢測。

◆分數 <8：

症狀可能不是單純由小腸菌叢過度增生所造成，應開始正視身體所發出的警訊，考慮是否為其他狀況，並進一步採取預防行動。

免責聲明

沒有哪種飲食理論可以適用在所有人體（There's no one "diet" that is perfect for anyone.），也沒有什麼檢測可以直接為個人制定出完美的飲食計劃。

無論是哪種飲食理論，最高指導原則還是自身對於食物的感受；如果自己了解對哪個食物會產生不好的感覺或是反應，即使在可食的清單上，也應該要完全避免。

本書根據臨床經驗針對小腸菌叢過度增生（SIBO）的相關飲食與營養療法建議，僅作為參考使用。若是本身已經有小腸菌叢過度增生（SIBO）的相關症狀，建議尋找一位可以診斷不同 SIBO 類型和階段的醫師，以及長期配合、協助調整飲食的專業營養師，進行專業諮詢與診治，並期望每個人不同階段、不同需求的情況下，最終都能建立理想飲食，達到長期的腸道健康維護，恢復全身的健康狀態。

Part 1

我得了不治之症？

小心小腸菌叢
過度增生（SIBO）作亂

近幾年，越來越多人都在探究腸漏的原因到底是什麼？其中一個就是——小腸菌叢過度增生（SIBO）。

什麼是 SIBO 呢？ SIBO 指的是腸道中「非致病菌菌叢」的過度增生，當腸道中的菌過度增生，就會刺激體內分泌解連蛋白（Zonulin），進而解開緊密結合的腸細胞。過去一般可能只知道治療腸漏症，卻忽略了造成腸漏症的根本原因，其中一個重要因素即是 SIBO 所致。

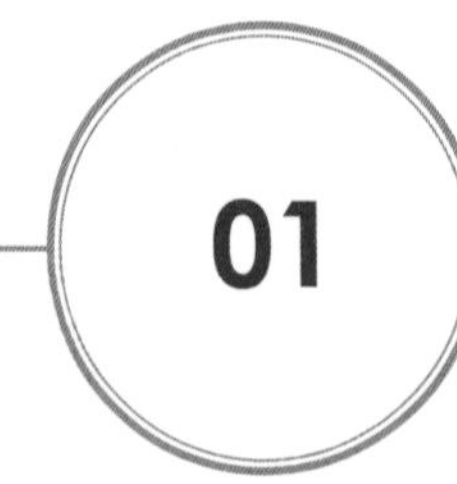

認識 小腸菌叢過度增生（SIBO）——

腸黏膜和人體健康的關係

過往的腸躁症很少去探究背後的真正病因，由於目前沒有藥物可以有效根治，只能從心理層面著手改變，因此多以勸導病人放鬆、紓解病患壓力源，不要過度煩惱為主，有些則是以飲食習慣去切入。

侵襲全人類，小腸菌叢過度增生（SIBO）大舉進擊

最近這一、兩年，由西方開始蔓延過來，華人社會中，已經漸漸開始正視小腸菌叢過度增生（SIBO）的問題，有一些相關的檢測慢慢出現，以我自己本身在診所的經驗，絕大部分有腸道問題的病患，大多也伴隨著 SIBO 的問題。

要如何檢查自己是否是 SIBO 的潛在族群呢？大致上，可以從幾個面向觀察，例如：吃飽後是否有腹脹狀況？消化功能是否欠佳？日常生活中，常常伴隨著打嗝、放屁……只要有上述症狀，就可以推測出病人可能有 SIBO 的問題。透過問卷的

調查與檢測，臨床上可以發現，符合以上症狀者，每五個病患中，大約就有四人伴隨著 SIBO 的問題，高達八九成的比例。

腸胃道相關疾病與 SIBO 之間產生的關聯，包括便秘、腹瀉、發炎性的腸道疾病，而腸道通透性增加更可能會影響關節，造成類風濕性關節炎、纖維肌痛症等症狀。

除了腸胃道問題，許多疾病往往也與小腸菌叢過度增生有關。以腦部而言，**SIBO 可能跟憂鬱症、焦慮症、莫名性頭痛、兒童過動症、自閉症有關**；進食後，也可能產生食物敏感現象；有些人則會伴隨著過敏性鼻炎、鼻竇炎、濃痰等；甚至**免疫力下降、經常性感冒、腎上腺素不足，所造成的疲勞現象都與 SIBO 相關聯**。嚴重者，更可能**引發自體免疫等甲狀腺疾病，例如橋本氏甲狀腺炎、葛瑞夫茲氏症等**。

沙漏般的「腸漏」現象

「腸漏症」（Leaky Gut Syndrome），是最近幾年常常被功能醫學和自然醫學提起的疾病，在哈佛醫學期刊、學術網站、梅約醫學中心等平台陸續都有一些專題報導，醫學上，他們不稱為「腸漏症」，因為探究字面上意思，往往會給人有種腸道破洞的錯覺，比較學術的說法應該稱作：「**腸道通透性增加」（Increased Intestinal Permeability）**，也就是所謂的腸道「滲透力改變」。

儘管兩者的說法不同，但探討的，其實都是同一件事，也就是腸道通透性增加跟慢性疾病之間的關係，目前的醫學研究顯示，腸道通透性增加，很容易導致全身的身體機能都出現問題，影響身體健康甚深。

「**腸漏症**」的意思，指的是身體出現的「腸漏」問題。一般正常情況下，小腸上面會附著小腸絨毛，腸細胞都規律地緊密貼合在一起，然而，一旦小腸絨毛被破壞，或是毒素累積在腸道內，腸道就會處於發炎狀況，導致腸道黏膜受到破壞。當小腸絨毛長期被破壞，並且漸漸消失時，原本緊密結合的腸細胞就出現縫隙了，腸道間不再是正常的茂密狀態，中間會出現各種小小的縫隙，形成「腸漏」現象。

小腸絨毛是消化吸收的主要部位，小腸絨毛遭受破壞，身體無法完整吸收進入體內的食物，食物沒辦法被分解成小分子，未被完整消化的大分子就會透過細胞中的小間隙，流入腸道下方的免疫系統組織中，而免疫系統將產生對抗食物分子的免疫細胞留在體內，導致疾病發生。因此，腸道通透性與身體健康之間的關係，往往是息息相關的。

許多研究都顯示，腸漏症會影響腸道菌叢的分布，當壞菌比較多的時候，例如：吃了紅肉之後，一種叫作三甲胺氧化物（Trimethylamine N-Oxide，TMAO）的物質會被代謝出來，一旦腸道菌叢失衡，通過肝臟代謝後，體內 TMAO 會上升，這些不好的代謝產物，將增加心血管疾病罹患的風險。

SIBO——腸道「好菌」的過度增生

近幾年，開始有越來越多關於腸漏症的醫學討論，很多人都在探究腸漏的原因到底是什麼？然而，其中一個主要的原因，就是所謂的——小腸菌叢過度增生（SIBO）。

那麼，究竟什麼是 SIBO ？**SIBO** 其實**指的是腸道中「非致病菌菌叢」的過度增生**，腸道菌種中，除了一般的細菌外，也有可能是真菌這種正常的菌。例如：當女性下體出現白色分泌物時，有些人可能是念珠菌過多；有些人可能是細菌過多，有些則是正常的菌種「真菌」過多。

當腸道中的菌過度增生，即使不是壞菌，容易產生被統稱為「小腸菌叢過度增生」，也就是簡稱為 SIBO 的症狀。**SIBO 會刺激體內分泌一種叫作解連蛋白（Zonulin）的物質**，它的主要作用，在於解開緊密結合的腸細胞。過去一般認為只要做功能醫學的檢測，瞭解自己有無腸漏症，卻忽略了造成腸漏症的形成原因，其中一個重要原因即是 SIBO 所致。

為什麼醫學無法進一步檢驗病人是否擁有 SIBO ？首先，就必須討論到 SIBO 診斷的方式。SIBO 並不是功能醫學界或自然醫學界創造的一個名詞，大約從 70 年代初，SIBO 這個名詞漸漸出現，一開始，是從外科手術所延伸出的疾病而來。

大部分受過腸道切除手術的病人，例如：大腸癌、腸道阻塞的病人，手術後腸道會比一般人來得短，形成所謂的「**短腸症**」（**Short Bowel Syndrome**），這類病人由於腸道蠕動的關係，食物無法完全消化，在腸道內慢慢發酵，因此，更容易累積一些菌種在體內，導致腹脹、消化不好的症狀。

小腸菌叢過度增生的情況，是慢慢累積而成。病人進行腸胃道相關手術之後，可能原本身體狀況沒有發生問題，但是，由於體內的酵素分泌不足、小腸過短，導致食物消化不完全，提早在小腸就開始進行發酵，才導致一系列的菌叢過度增生狀況。因此，小腸菌叢過度增生，其實是腸胃問題所引發的進一步狀況。

單醣限制飲食原則——同時改善腸躁症、SIBO 病症

國外開始重視與關注 SIBO 的重要性，主要是因為「大腸激躁症」的關係。

當病患在壓力過大時，就會產生緊張情緒，同時伴隨著腹痛、腹瀉的發生，然而，這樣的腹瀉，並不是頻率固定或長時間的病痛，往往只要腹瀉之後，身體就會立刻感到舒暢。

過去對於腸躁症，大多認為是心理層面、抗壓性不足所導致的影響。有些腸躁症特別嚴重的病患，只要壓力一大就會開始腹瀉，腹瀉之後，隨之而來的又是便秘的景況，直到下一次緊張，又產生腹瀉，腹瀉與便秘在其日常生活之中，不停交錯出現。

根據美國的研究數據統計，大約有 20%的人口患有腸躁症的困擾，亦即每五人之中，就有一人是腸躁症患者，在這些數據當中，更進一步顯示出腸躁症患者與 SIBO 間的關係，**84%的腸躁症病人都有 SIBO 的困擾**，隨著腸躁症越來越常見，SIBO 在美國也開始受到矚目。

過往的腸躁症很少去探究背後的真正病因，由於目前沒

有藥物可以有效根治，只能從心理層面著手改變，因此多以勸導病人放鬆、紓解病患壓力源，不要過度煩惱為主，有些則是以飲食習慣去切入。腸躁症跟SIBO的症狀雷同，慢慢的，開始有研究人員將腸躁症病人進行 SIBO 的檢測，發現**超過八成以上的腸躁症病患都有小腸菌叢過度增生的問題**。

有趣的是，當我勸導病人盡量少吃一些單醣類的食物時，這個飲食原則，剛好也是 SIBO 的飲食原則。SIBO 飲食療法可以跟過敏原檢測相輔相成，以往在美國的經驗，有些人做完食物過敏的檢測後，再搭配 SIBO 飲食，即能同時與治療腸胃道疾病的飲食相結合。

由此可知，改善了腸胃道、腸黏膜的健康狀況，身體自然就能流露出健康氣息。

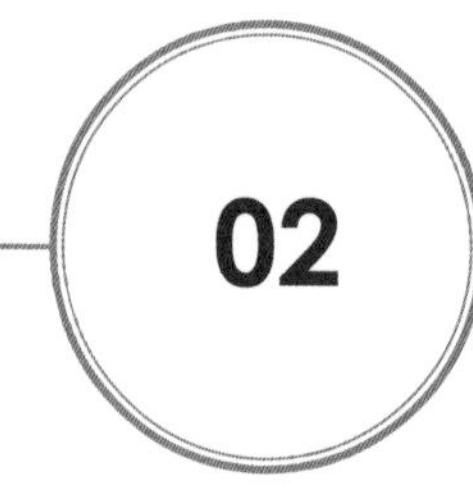

潛「腸」危機——

爲何小腸菌叢會過度增生？

現代人壓力過大，胃潰瘍、胃食道逆流等症狀都相當常見，一旦發生這些問題，大多數人都會使用制酸劑來改善。

現代人不可避免的 SIBO「趨勢性診斷」

過去認為，SIBO 只會出現在「短腸症」的病人身上，然而如今，SIBO 已經無可避免地成為一種「趨勢性診斷」。究其原因首要是飲食——加工食品、含糖飲料攝取太多。

◆首要原因：攝取過多加工食品、含糖飲料所致

腸道的菌種喜愛甜食，尤其含有益生菌的飲料，例如：乳酸飲料等，這類發酵飲品通常糖分都較高，是為了讓菌種能夠在瓶裝飲料中存活。儘管補充益生菌看似不是件壞事，

但如果伴隨著 SIBO 的身體問題時，就絕對不是什麼好事了！

此時千萬不能再喝發酵飲品，否則隨著補充益菌的同時，小腸菌叢也會越長越多。另外，如果正在進行腸道癌症的放射性療法，也可能導致 SIBO 的問題。

◆第二原因：胃酸過少所致

第二個原因，是由於胃酸過少，導致的胃食道逆流。隨著年齡的增長，老化將導致分泌胃酸的功能逐漸喪失，因而造成胃酸減少。從 2010 到 2013 年這段時間中，有許多文章在探討低胃酸與胃食道逆流的相關性，胃食道逆流的成因很多，最常見的是胃酸過多，目前的藥物療法多是使用製酸劑，來減少胃食道逆流造成的不適。但有一部分人，尤其是老年人屬於胃酸過少型。由於缺乏胃酸導致消化不完全，食物一直存留在胃裡面，這樣的壓力迫使下食道括約肌張開，導致胃食道逆流現象。

現代人壓力過大，胃潰瘍、胃食道逆流等症狀似乎都相當常見，一旦發生這些問題，大多數人都會使用制酸劑來加以改善。然而，**長期使用制酸劑會導致體內的胃酸變少**，進而使得人體無法好好消化食物；再者，pH 值偏低的胃酸具有殺菌功能，當胃酸缺乏時，就無法抑制腸道菌的增生，最後，菌種累積在腸道之中，變成腸道菌叢增生的狀態。

現代的生活習慣，特別是在美國，當美國人覺得自己胃酸逆流的時候，在藥妝店就能直接購買到制酸劑，尤以氫離子幫浦抑制劑更甚，它會抑制胃酸的分泌，這些都是造成 SIBO 在近幾年形成趨勢的危險因子。

還有一類人的情況與胃酸過少很類似，天生膽汁或消化酵素分泌不足，或是壓力過大導致消化酵素分泌過少，這類型的人在食物消化過程中，也會有消化不完全的狀況，當食物在腸道內發酵，細菌就會因而增生。

◆第三原因：後天型糖尿病所致

第三個造成 SIBO 的原因，是「後天型糖尿病」所導致。研究顯示，儘管目前還不清楚原因，但**第二型糖尿病的患者也容易發生 SIBO 的問題**。第一型糖尿病的主因，多半是自體免疫失調所造成，身體產生抗體攻擊胰臟，使之無法分泌胰島素，造成高血糖的情況；而第二型糖尿病則是由於胰島素產生抗性所導致，也就是常見的「後天型糖尿病」。

後天型糖尿病的主因，多半是由於飲食、生活型態，甚至壓力過大導致肥胖，進而產生胰島素抗性（insulin resistance）的情況。所謂胰島素抗性，指的是人體內分泌了過多的胰島素，但身體卻無法善加利用，導致分泌胰島素的功能逐漸喪失，最後慢慢成為第二型糖尿病。

疾病的元凶：提早自小腸內發酵的食物

小腸菌叢過度增生並不是導致霍亂、沙門氏菌等嚴重的致命病菌，菌叢甚至不是壞菌，而是一般會出現在體內的腸道菌叢，只是過度增生造成了身體的一些疾病。

正常來說，這些體內的菌種應該大多存在於大腸中，促進食物發酵，但當小腸菌叢過度增生時，這些「非致病菌」將累積在小腸內，讓食物提早發酵，進而破壞體內正常吸收情形。

小腸是體內消化、吸收最重要的地方，理論上，要等到消化、吸收完畢後，才會進到大腸發酵，隨著身體的排氣與糞便排出，但有小腸菌叢過度增生的病人，食物早在小腸就開始做發酵，這些**滯留在體內正常，但卻逐漸增多的菌，正是造成身體疾病的元凶**。

健康一點通

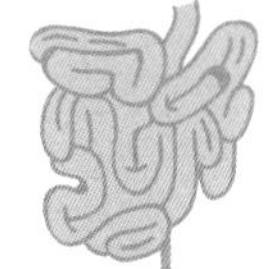

「補錯」益生菌，小心越補反而越糟糕！

診所碰到的 SIBO 案例，年齡差距很大，從 2 歲到 70 歲都有，範圍相當廣泛。有很多小朋友吃完東西之後，脹氣的情況很嚴重，家長通常會認為是小孩子腸道狀況不好，自行幫孩子補充益生菌，但如果他們早有腸道菌叢過多的問題，反而會因為益生菌越補越糟。

益生菌是一個好東西，但是吃的時候，切記要「補對」。益生菌食用過多，並不會對身體有特別好處，反而可能因為過量，造成它在體內生生不息，誘發疾病發生。因此，吃益生菌的時候，記得適量攝取即可。

目前常見的益生菌種類，來源有優酪乳、優格、泡菜、納豆等等，都是很好拿捏攝取量的食物。另外，談到益生菌也會連帶討論到「益生質」（或稱益生元），有些市售的益生菌當中會含有所謂的益生質，它們可以幫忙益生菌在腸道內安全生長，但如果患有小腸菌叢過度增生的人，吃了益生菌，又同時補充益生元，促進益生菌在腸道生長，反而會使得原本症狀更益嚴重。

為什麼會造成腸道菌叢過度增生呢？除了常見的低胃酸、使用藥物、酵素不足、糖尿病、老化、胃切除外；一些小腸疾病，比如：小腸憩室、克隆氏症、短腸症（小腸剩下不到100 公分）、乳糜瀉、放射線療法、迴盲瓣切除（迴腸跟盲腸之間原有的瓣膜，在手術時被切除），或是大腸憩室炎的患者，皆可能罹患小腸菌叢過度增生。基本上，腸胃道手術的病患，都是小腸菌叢過度增生的高危險族群。

健康一點通

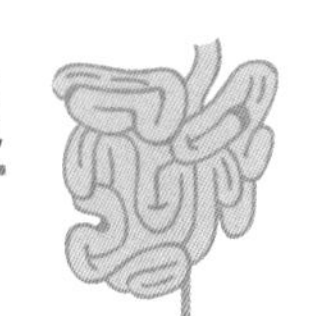

健康「酵素」，比益生菌還有效的營養素

補充酵素可以幫助消化，讓食物被人體完全吸收，減少滯留在小腸的機會，因此，酵素的補充，反而比益生菌的補充來得健康。有些人透過吃酵素來改善消化系統不好的毛病，這個觀念其實比較正確，通常酵素內，有幫助腹脹狀況改善的物質。

酵素的其中一個成分是分解酶，專司分解最常見的三種食物營養成分：蛋白質、澱粉及麩質，例如：鳳梨酵素能夠用來分解蛋白質，胃酸不足也可以直接補充幫助消化。

通常酵素的建議補充量，是依據食物攝取的種類來評斷，一般人早餐大多吃麵包等澱粉類，因此，早上建議吃分解澱粉類的酵素；晚餐飲食以肉類居多時，就建議吃分解肉類的鳳梨酵素，幫助蛋白質的分解與吸收。

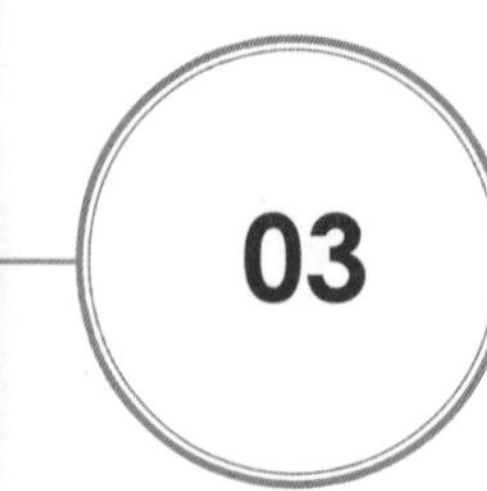

誰是 SIBO 的高危險群？——

原來我也有 SIBO ！

曾經碰過一個 SIBO 的高危險案例，是一名胃癌患者，進行過胃部切除的手術。病患儘管沒有脹氣現象，但每天放屁多達 20 次以上，一直不斷在排氣。也有消化不良的毛病，某天晚餐吃的是茄子，如廁時，卻發現茄子竟然沒有消化完全，上面還浮了一層油……

工時長、壓力大、久坐不起，都是 SIBO 高危險族群

SIBO 的高危險群，通常都是工作時間較長、壓力龐大的族群，台灣罹患 SIBO 的比例很高，尤其好發於 30 到 40 歲的中階主管，上有老闆、上司寄予厚望；下有部屬的帶人壓力，不僅平常工作壓力大，也較容易形成不規律的飲食習慣。

久坐的上班族，亦是 SIBO 的高危險群。一般人倘若多加行走、運動，就能增進腸道的蠕動，避免腸道出現問題，然而，相較於久站族群，久坐容易導致腸胃道活動緩慢、停滯，消化和吸收功能都無法正常運作。

另外，久坐上班族往往也長期受胃食道逆流的症狀所擾，攝取了過多的制酸劑，或是罹患慢性病，導致必須長期攝取藥物，擁有這些日常生活習慣與因子的人，幾乎都是 SIBO 的高危險族群。

隱藏在腸胃道症狀中的 SIBO 現象

常見的 SIBO 症狀，表現在腸胃道和全身性的兩種症狀上，腸胃道常見症狀有：

1、腹脹：敲肚子時，肚子會有鼓脹的聲音，腹脹、食不下嚥、食慾降低。

2、打嗝：腹脹導致打嗝，打嗝出來的氣味，是上一餐食物的味道，進而造成口臭的發生。

3、放屁：有過度排氣、放屁的現象。

4、腹痛：因為腹脹，進一步引發腹痛、身體不適和腹瀉等症狀。

5、噁心反胃：因腹脹的關係，見到食物便有反胃、噁心、作嘔的反應。

6、胃食道逆流：同樣是 SIBO 會產生的症狀之一。

這些腸胃道疾病往往被視為現代人的文明病，因為症狀太過籠統，而經常被忽略。就連腸胃科也統一將之歸總為——「消化系統不佳」的族群，認為多是心理因素所導致，醫生僅僅會囑咐病患心情放輕鬆，症狀自然改善。

然而，小腸菌叢過度增生的問題，不能因為症狀沒有顯現，就代表不存在，它往往只是潛藏起來而已。SIBO 的病患通常不會肥胖，因為食物消化不完全、細菌在小腸中發酵，**長期累積而形成了全身性症狀**，導致營養不良、體重減輕等種種問題。

SIBO 症狀之一——糞便上浮著一層油的「脂肪瀉」

曾經碰過一個 SIBO 的高危險案例，是一名胃癌患者，進行過胃部切除的手術，儘管病患沒有脹氣現象，但每天放屁多達 20 次以上，一直不斷在排氣。再來，他也有消化不良的毛病，某天晚餐吃的是茄子，如廁時，卻發現茄子竟然沒有消化完全，上面還浮了一層油。

科技興盛的年代，這名胃癌病患自行上網搜尋了相關資訊，懷疑自己是小腸菌叢過度增生或腸漏症的危險族群，因此主動前來求醫，正如我在前面所提到的，小腸菌叢過度增生是造成腸漏症的原因之一。

經過多重檢測之後，發現他的確有小腸菌叢過度增生的問題，且腸漏的檢測指數偏高，已幾近罹患腸漏症的危險邊緣。

一如上述案例，有些 SIBO 的病人，會產生所謂「脂肪瀉」的問題，脂肪瀉指的是拉肚子之後，上面浮了一層油，代表脂肪經過身體，卻沒有被身體所吸收，脂肪瀉所影響的範圍不只是脂肪，維生素的吸收也會受到影響。

人體內有些必須性的維生素叫做脂溶性維生素，如維生素A、D、E、K，必須倚靠油脂的幫忙，才能讓身體吸收，一旦脂肪瀉的狀況嚴重，長久下來，就會導致這些維生素的吸收不足，成為營養不良的狀況。

另外，維生素A缺乏會導致夜盲症及甲狀腺功能不足；維生素D近來被認為與許多疾病有關，如乳癌、攝護腺肥大等病症；維生素E則影響體內的抗氧化機制；維生素K則是與血小板、凝血功能相關，缺乏維生素K會影響體內的凝血機制（可藉由補充深綠色蔬菜，例如：菠菜、甘藍菜等來改善）。

長期缺乏維生素 B_{12}，將導致巨球性貧血、多發性神經病變

小腸菌叢過度增生造成的另一影響，是由胃酸分泌不足所引起，體內的鐵和維生素 B_{12} 吸收下降，導致貧血發生。缺鐵性貧血又稱為**小球性貧血**，鐵是形成血球的一個重要營養元素，缺乏鐵質則會造成體內的血球細胞變小。

另外一種維生素缺乏導致的貧血狀況，則恰恰相反，會導致血球細胞變大的情況，是由於**維生素 B_{12}** 的缺乏所致，當身體缺血，為了能讓紅血球能夠承載更多氧氣，紅血球的血球細胞將變大，形成**巨球型貧血**，影響身體健康。

除此之外，長期缺乏維生素 B_{12}，也會造成多發性的神經病變，如手麻等症狀；亦有研究證實，玫瑰糠疹、身體起紅疹、紅斑，都與小腸菌叢過度增生，無法吸收適當營養有關。

健康一點通

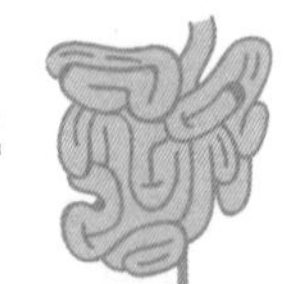

小蘇打水喝完沒有打嗝，可能是體內胃酸嚴重缺乏？

測量胃酸多寡的專業檢測非常繁複，必須使用類似胃視鏡的儀器，插入體內，抽取胃酸檢驗 pH 值；國外也有所謂的試紙檢測，但同樣檢測繁複。日常生活中，如果要簡易的自我檢測，可以採取喝小蘇打水的方式，藉此觀察自己打嗝的程度。

將四分之一茶匙的小蘇打粉放入 200c.c. 的水中，於早晨起床空腹時喝下，當體內有足夠的胃酸時，5 分鐘內會打嗝，但若超過 5 分鐘後沒有打嗝，代表胃酸不足。

當營養失衡，身體就會出現毛病，像是小腸菌叢過度增生產生的這些問題，雖然補充葉酸與維生素 B_{12} 都有助於血球增生，改善健康狀況，但如果小腸吸收功能本身就不好，改善的效果將十分有限。

因此，補充酵素與胃酸，從改善 SIBO 的根本症狀著手，效果才會較為顯著。

Part 2

腸道，萬病之源！

SIBO 的診斷與衍生健康問題

一般大多採用定義判別是否罹患腸躁症，關鍵就在於如廁之後，患者就覺得腹部不痛了，因此在醫學上，腸躁症也被認為是一種心理問題，正常療法就是藉由放鬆減壓達到緩解。

但是從 SIBO 的角度來談，研究後的結論發現，80% 以上的腸躁症患者，幾乎都有 SIBO 的問題！

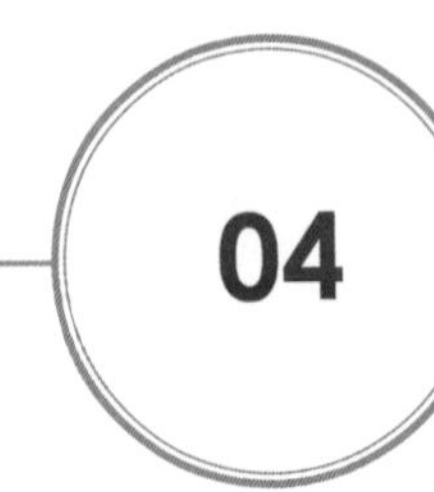

小腸菌叢過度增生（SIBO）的成因

亞洲社會中的工時過長、長期壓力過大，導致了胃酸分泌不正常、腸道菌叢分布過多的現象，都是影響 SIBO 出現的重大原因之一。

惡性循環的飲食習慣，使 SIBO 成為「趨勢性診斷」

SIBO 為何會逐漸成為一種「趨勢性診斷」？究其根源，SIBO 的成因，不外乎與現代人的生活型態有緊密的連結。

小腸菌叢過度增生（SIBO）早期都是在外科手術的一些病人身上發現，如今文明病的猖獗，越來越多研究顯示很多人都有 SIBO 的問題，過去只是概略統稱：「消化不良」，深入研究發現「消化不良」的形成原因眾多，多數都間接與 SIBO 有關，或是直接是由它所造成。

SIBO 並不會傳染，然而卻是現代社會的流行病，這種狀況，多與現代人生活作息有關，第一，SIBO 是飲食習慣所造成，加工食品、含糖食品或是飲料攝取過多，都會造成 SIBO 的好發因子，尤其外國人含糖飲料喝得特別多，而台灣飲料店林立，幾乎是人手一杯手搖飲料，這些不當的飲食習慣，對健康造成了許多危害。

另外，亞洲社會中的工時過長、長期壓力過大，導致了胃酸分泌不正常、腸道菌叢分布過多的現象，都是影響 SIBO 出現的重大原因之一。生活壓力大產生了胃食道逆流，又長時間服用胃藥，攝取過多制酸劑，這些種種不良的生活習慣，成為一種惡性循環，衍生出更多的問題。

粗食中纖維量太多，反而越吃越嚴重？

關於 SIBO 的檢測，原則上，有一些自我覺察的方式，包含飯後是否有脹氣現象？肚子是否經常性鼓鼓的？或是突然腹脹痛、腹絞痛？亦或是便秘、糞便很乾的狀況常常發生？

有些人便秘時會攝取纖維素，照理說，攝取纖維素，能夠促進腸道蠕動，將糞便快速排出，但有些人吃了纖維之後，反而會出現脹氣、便秘的狀況，這是為什麼呢？其實，這都是由於纖維素也是其中一種益生質的緣故。

現代人提倡吃粗食，但**有時纖維量太多，可能反而會導致越吃越嚴重的情況**。所以，一旦有便秘狀況，應該先探究便秘的成因，再對症下藥，而不是一味倚靠吃粗食，作為治療便秘的萬靈丹。

另外，如前所述，有胃食道逆流、腸躁症狀的族群通常是 SIBO 的高危險群，然而腸躁症卻沒有特定的檢測方式，多半是由醫生依據症狀，分辨病患是否在壓力或過度緊張的狀況下，產生腹痛的情形，如廁之後，症狀立刻就緩解了。

有上述情形的病人就被歸類為腸躁症，多是用定義的方式去判別，關鍵就在於如廁之後，患者就覺得腹部不痛了，這在一般醫學上會認為是一個心理問題，正常療法就是讓病患放鬆減壓，進而獲得緩解。但從 SIBO 的角度來講，研究後發現，80%以上的腸躁症患者幾乎都有 SIBO 的問題，這也是為什麼要從胃腸道下手，進而達到疾病的根除。

如何診斷 SIBO ？——

全方位的腸胃檢測方式

小腸菌叢過度增生的眾多檢測方式中，一是填寫 SIBO 自我檢測問卷，如果符合多項指標，會建議直接進行 SIBO 治療；第二則是吹氣測驗，是目前最流行也最建議的方式；第三種則是尚有討論空間的血液檢測方式……

容易取樣失準的小腸內視鏡檢測

當懷疑自己有 SIBO 症狀的時候，除了自我覺察，並進行一些簡易問卷測驗外（可參閱本書「原來我也有小腸菌叢過度增生（SIBO）？—— SIBO 自我快篩檢測表」），也建議進一步尋求正式的檢測方式。過去往往認為，SIBO 的檢測很麻煩，腸胃可以做胃鏡、大腸可以做大腸鏡，但小腸卻是一個神祕難解的地方。

小腸的結構，由前到後分成好幾個部分，從十二指腸、空腸到迴腸，小腸的檢查必須伸出一個管子到身體內，跟胃鏡類似，將管子不斷地延伸，直到十二指腸與空腸的交界處，從該處抽取小腸液做細菌的培養。

在台灣，雖然有小腸鏡，但可以做小腸鏡的醫生不多，因為小腸的位置比較偏向人體中間，一旦小腸破洞，比較難以處理，處理上風險也很大。

過去定義 SIBO 的黃金診斷標準：如果每一毫升小腸液的細菌量超過 10^5，即是小腸菌叢過度增生的現象。

然而，傳統的小腸診斷方法也包含了一些缺陷，第一，對於病人而言，小腸檢查很痛苦，如胃鏡檢查一樣，要將一個管子伸進體內到小腸位置；第二，目前研究發現，小腸菌叢過度增生比較常增生的位置是在後段的部分，即空腸、迴腸的後段，因為該處比較接近大腸，大部分的細菌發酵都在大腸位置，大腸的細菌量會比小腸還要多，然而小腸鏡檢查的管子比較無法伸到小腸的後半段，所以取樣容易失準。

全方位腸胃檢測方式：乳果糖呼氣測試

現在有一個比較新的檢查方式，叫做**「乳果糖呼氣測試」（Lactulose Breath Test，LBT）**。首先，請病人把乳果糖喝進體內，如果糖分太多，容易被小腸的細菌利用，當細菌過多時，腸道就容易發酵。

如果大家曾經做過幽門桿菌的測試，就會知道它跟幽門桿菌同樣是一種吹氣測試。以美國來講，在病患喝下乳果糖，相隔 100 分鐘之後，醫療人員會請你吹氣，測定體內的氫氣與甲烷濃度。

照理說，**一般正常的人體不會發酵過多氫氣跟甲烷**，然而一旦細菌過多的時候，人體內的氫氣與甲烷濃度就會上升，因此，只要測試氫氣和甲烷的濃度，就能知道體內是否留有過多的細菌。

氫氣跟甲烷之間濃度的變化十分有趣，大部分**氫氣濃度高的人，臨床上可能會以腹瀉來呈現，甲烷高的人則是以便秘的形式來表現**，這兩類是最典型的例子，當然也有些人是兩者症狀交互出現，不過，以美國與台灣目前的統計數據顯示，氫氣型的病人通常比較多。

至於為什麼LBT的測試在美國是100分鐘呢？那是因為，進食後，食物穿過小腸位置的時間長短，跟各地區的文化背景，生活型態、人種都有關聯，檢測標準不盡相同。

過去研究發現，歐美人的生活型態比較悠閒，他們從進食，經過腸胃道的蠕動，食物到小腸的時候，平均時間為 100 分鐘左右；相對於歐美，亞洲國家的生活方式與步調，特別是台灣人的生活型態，往往處在長時間的緊張狀態，台灣人進食後，食物大約 85 分鐘後會到小腸位置，因此，這裡的檢測標準，通常都是取 90 分鐘的中間值。

以台灣人的90分鐘平均測試時間為例，如果在大腸之中，氫氣跟甲烷的濃度高，都屬於正常現象，因為大腸是發酵的正確位置。但如果我們在 90 分鐘後進行測試，發現氣體濃度上升，即表示有小腸過度增生的問題，然而，當我們企圖效法美國人設 100 分鐘再做測試的話，細菌可能已經到大腸去發酵了。

另外一個滿有趣的例子是印度人，他們進食後平均 65 分鐘，食物就會到達小腸位置，印度可能因為人口多，所以生活型態與競爭壓力更為緊繃吧！

嚴格飲食控管，準確率將達八成

檢測小腸當中，氫氣與甲烷濃度上升的狀況前，前一天必須特別注意飲食的攝取，飲食內容以不會產生氣體為主，通常會建議只攝取白米、魚肉、蛋為主食，或是乾脆只食用牛肉、雞肉製成的清湯，加少許的油脂跟胡椒調味即可，避免影響檢測數據的失準。

另外，如果有在服用抗生素的病人，在檢測的前一兩週，必須停藥，避免抗生素把好、壞細菌都殺掉，進而失去檢測的意義。有些人的情況比較特別，由於疾病狀況明顯，固定長期服用抗生素，此時抗生素比較沒辦法影響數據結果，這種狀態下，無須停藥也可以做測試。

以目前 LBT 的測試來講，準確率可以達到 80%以上，至於剩下四分之一的人，如果針對症狀進行問卷調查，發現有 SIBO 的症狀，但卻檢測不出來，基本上，我們還是會把他當作是 SIBO 的患者，以此著手進行治療。

就我自己的臨床經驗來說，這群檢測不出來的人們，治療效果通常都很不錯，尤其是治療到第二週以後，患者可能提出打嗝的現象不見了，或是過敏症狀開始漸漸消失等回饋，實際上等療程全部完成之後，這些個案的身體狀況也皆獲得了大幅改善。

普遍來說，現在常用的「吹氣測試」比較受到大家的推崇，因為便利，且無需經過體內檢測。比較麻煩的是，測試之前必須先喝乳果糖，吹第一次氣；接著每間隔 20 分鐘再吹氣；然後到 120 分鐘的時候，推估食物已經來到大腸，仍持續隔 20 分鐘吹氣，病患將耗費整整三個小時的時間，只為了呆坐在那邊吹氣。

因此，通常在檢測過程的等待期間中，我都會鼓勵患者可以做一些自己的事情，並且事先說明清楚檢測的麻煩程度，為了做這個檢測，必須耗費一上午的時間，加上前一天的飲食嚴格管控。

以 SIBO 的檢測方式來說，還有一種新興的檢測方式，目前尚有爭議，也就是「**抽血**」，透過觀察血液中的解連蛋白來達成。

解連蛋白上面有一個更小的分子結構，附著於細胞骨架上，先前提及**小腸菌叢過度增生是造成腸漏症的原因之一，腸漏症會讓解連蛋白將腸道細胞打開**，檢測到這個分子時，表示可能已經有小腸菌叢過度增生的狀況。

綜合以上，小腸菌叢過度增生的眾多檢測方式中，一種是填寫 SIBO 自我檢測問卷，如果符合多項指標，分數到達一定程度，會建議直接進行 SIBO 治療；第二種則是吹氣測驗，是目前最流行也最建議的方式，能夠再次確認病患是否有 SIBO 的問題；第三種則是尚有討論空間的檢測血液方式。

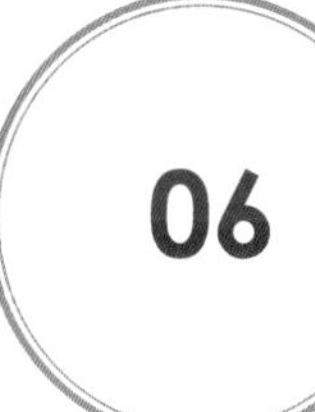

SIBO 的循環性治療——

4R 腸道修復的營養醫學

當我們要進行 SIBO 治療時，最常進行的是 4R 的療程。所謂 4R 指的是：1R 排除（Remove）、2R 替代（Replace）、3R 再接種益生菌（Reinoculate）、4R 再生修復（Regenerate & Repair），由這四種方式形成的一個療程。

如果過去曾經做過食物過敏檢測，或是有乳糖不耐症、全身纖維肌痛症、慢性疲勞和關節疼痛、不寧腿症（半夜睡覺時，腿突然抖動，通常是神經異常所造成）等問題，抑或是皮膚常常起紅疹，有腫、癢或痛的狀況，往往是自體免疫系統疾病的表現。

自體免疫疾病形成的原因，主要有三項：腸胃道、荷爾蒙以及環境毒素。接下來主要討論的，是以腸胃道為主，因而產生影響的自體免疫疾病，當然，當荷爾蒙、肝臟解毒能力欠佳時，也會造成這些疾病的發生，甚至是環境毒素中的重金屬，亦是當代影響自體免疫疾病的重要因素。

當我們要進行 SIBO 治療時，最常進行的是 4R 的療程，**所謂 4R 指的是：1R 排除（Remove）、2R 替代（Replace）、3R 再接種益生菌（Reinoculate）、4R 再生修復（Regenerate & Repair）**，由這四種方式形成的一個療程。

1R 排除（Remove）

一般來說，我們會先讓病人吃兩個禮拜的營養療方，進行殺菌的動作，即 4R 中第一個 R ——排除（Remove），接下來再密切觀察病人的身體反應。進行殺菌的動作時，我們會先排除過敏原的食物攝取，藉此觀察病人在治療過程中有任何不適，再隨之調整。第二個動作，則是移除她體內過多的細菌，使用草藥抗生素來做殺菌。

殺菌通常都是使用普通抗生素，但抗生素畢竟是化學物質，對身體負擔較大，有些人長期服用抗生素，更可能產生所謂的偽膜性大腸炎，造成嚴重的腹瀉現象。因此，在這個部分，我自己是使用特殊的益生菌，避免病人產生偽膜性大腸炎。

2R 替代（Replace）

排除（Remove）這個動作必須連續做四週，服用草本抗生素一個月後才有可能把細菌都殺光，一個月後，我通常會同步做第二次的吹氣測試，確認殺菌程度。另外，也會在第三週加進第二及第四個 R——替代（Replace 及 Repair）。

所謂的替代，指的是酵素的補充替代，修補腸黏膜。過去最常見的做法是補充麩醯胺酸（Glutamine），現在則是補充鋅肌肽（Zinc carnosine），鋅對於修補黏膜或傷口很有幫助，尤其鋅肌肽效果很顯著。或是天然的蘆薈、秋葵、除去甘草甜素的甘草都是修補腸黏膜很好的食物。

3R 再接種益生菌（Reinoculate）

第三個 R——再接種益生菌（Reinoculate），指的是補充益生菌。雖然用草本抗生素，產生偽膜性大腸炎的機率會降低，但我們仍舊會替病人補充益生菌，尤其是布拉酵母菌（Saccharomyces boulardi，SB），目前很多研究皆發現服用抗生素的時候，同時攝取 SB 菌可以預防偽膜性大腸炎。

通常作法會先開立兩週的營養配方，因為在殺菌過程中，會出現所謂的「赫氏反應」（Jarisch-Herxheimer Reaction），一般吃正常的抗生素或是草本抗生素，殺菌過程中有些細菌殘渣，造成身體出現免疫反應。

這些免疫反應人人不一，可能是嚴重掉髮、可能是紅疹，有些人本來在治療紅疹，服用抗生素卻出現赫氏反應，紅疹變得更加嚴重，病人可能就會開始質疑跟抱怨。因此，提供兩週的營養配方，在療程中加上幫助吸附細菌殘渣的營養素，糞便排出體外，就能減少赫氏反應的產生。

4R 再生修復（Regenerate & Repair）

當確認病人服用兩週的草本抗生素後，沒有任何不良反應，我才會再開給他後兩週的殺菌配方，同步進行排除及修復。

最後一個 R ——修復（Repair），是指提供特定的營養支援，才能達到腸胃黏膜的修復和再生。

這四個 R 看似有順序，但在治療前兩週會同時進行殺菌跟補充酵素，依據病人狀況做調整。然後在第三週、第四週進行修補腸黏膜跟補充 SB 菌，如此一來，4R 的療程就都齊全了。

排除（Remove）	替代（Replace）	再接種益生菌（Reinoculate）	修復（Repair）
定義： 將病菌消除，並且將毒素排出。 病菌包含： 1、病原體微生物（細菌、真菌、寄生蟲） 2、敏感或不耐的食物 3、過敏：環境因數（花粉） 4、壓力	定義： 將可能不足或缺少的因素做替換。	定義： 重新將腸胃道極需的微生物（益生原、益生菌、共生菌）注入，使得腸道環境達到期望中的平衡。	定義： 提供營養支援以能夠將腸胃道黏膜修復以及再生。
臨床方法： 1、排除飲食（Elimination Diet） 2、植物抗生素：抑制微生物和殺菌的植物營養素 3、藥物：抗生素、抗真菌 4、減壓、冥想	臨床方法： 1、消化酵素（Digestive Enzyme） 2、內在分泌 3、膳食纖維（Fiber）：支援正常腸道功能	臨床方法： 1、補充益生菌 2、補充益生質（注意初期不能補充）	臨床方法： 1、肌肽鋅 2、去甘草甜素甘草 3、榆樹皮 4、L-麩醯胺酸 5、槲皮素 6、N-乙醯葡萄糖胺 7、半乳寡糖 8、阿拉伯糖膠

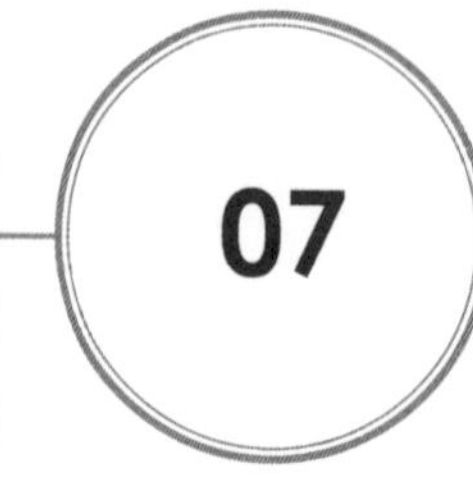

07 腸道發炎，難以察覺的病症 1

自體免疫系統疾病（Autoimmune diseases）

有些人會因而求診皮膚科，開一些藥物來擦，可能擦了藥物之後，孩子感覺比較不癢了，等到他長大一點，身體自我調節就好了；但是有些人身體沒辦法靠自我調節改善，用皮膚科的藥物也沒辦法將症狀壓下去的時候，就要去尋找其他的根本原因。

敏感問題 X 循序漸進的過敏進行曲

現代人有所謂**「過敏進行曲」**（atopic march）的現象，指的正是有過敏體質的人從 2 歲左右發病，就像一個進行曲一般，有個固定的進程，通常第一階段是異位性皮膚炎，第二階段就進入到過敏性鼻炎，第三階段則是演變為氣喘。

「過敏進行曲」是循序漸進的，有些人在 2 歲之前就先得到了異位性皮膚炎，這些小朋友如果沒有好好的醫治，可能到 3、4 歲左右會併發過敏性鼻炎，大概到 5 歲以上就會產生氣喘，直到青少年時期，如果氣喘一直到青少年階段都沒處理好，可能就無法逆轉了。

通常，當過敏演變到氣喘，就已經是很嚴重的病狀，當發炎細胞浸潤到人體的氣管，將導致氣管產生一些終身的病理性變化，長期的氣喘更會造成不可逆的狀況。因此，現在不論是小兒科、風濕免疫科的醫生，都希望能阻止這個所謂的「過敏進行曲」。

為什麼小朋友會在 2 歲如此早的階段，就罹患了異位性皮膚炎呢？因為人體內的免疫系統是透過兩個東西維持平衡，分別是 TH1 跟 TH2，這兩種細胞激素會刺激人體內的免疫系統。

TH2 大部分都是主管過敏方面的問題，目前研究發現，小朋友出生到 2 歲之前，TH2 都是相對強勢的，因此，2 歲以前的小朋友比較容易有一些過敏方面的問題；而 TH1 則主要是刺激 T 細胞，若 TH1 過多極有可能產生一些自體免疫疾病，最理想的狀態是 TH1 跟 TH2 之間有一個平衡。

許多論述認為，小朋友得到異位性皮膚炎沒有關係，因為 2 歲之後身體的自動調整，隨著年紀增長，TH1 相對強勢之後，會讓 TH2 的活性相對降低，異位性皮膚炎會逐漸改善，這是自然的現象。

然而，受到現在一些環境因子、飲食習慣，或是小朋友經常性接觸麵包、奶蛋、餅乾等過敏原的影響，過敏的問題日益嚴重，TH2 的活性會一直無法消滅，持續處於亢進的狀態，小朋友若罹患異位性皮膚炎又不好好處理的話，就很容易產生所謂的「過敏進行曲」。

◆門診案例：2 歲罹患異位性皮膚炎的小朋友

有些小朋友在喝完奶之後，會有脹氣的問題，特別是幼小的嬰兒，稱之為「腸絞痛」，原因是小朋友的消化系統發育尚未完全，然而，有些小朋友接近甚至超過 2 歲之後，怎麼還會持續有脹氣的現象呢？

這名病例正是 2 歲的孩子，常常在喝完奶或吃飽之後就整個肚子發脹，輕敲肚子都是明顯「砰砰」的聲音，稱之為「鼓音」，若在嬰幼兒時期，通常被認為是消化系統發育未完全，但是這個案例已經長到 2 歲多了，卻越來越嚴重，持續消化系統不好，產生脹氣的情形。

當時案例中的媽媽，還沒有意識到孩子有脹氣的問題，只是聽別人講孩子吃益生菌可以改善一些異位性皮膚炎的狀況，於是就讓孩子吃益生菌，但是狀況反而越來越嚴重。

他們有自行避開一些過敏原，例如牛奶完全不喝，改喝水解奶粉；麵包等麩質食物也盡量不給孩子吃；蛋只吃蛋黃不吃蛋白，因為蛋白是比較容易過敏的食物，凡是過敏者就盡量避免。不過，孩子異位性皮膚炎造成的皮膚搔癢現象，即使到了 2 歲以後，也沒有因為 TH1 的增強，去壓制 TH2 的活性，讓整個狀況變好。

通常來說，罹患異位性皮膚炎的小朋友，在白天可能比較有克制力，但是睡眠時間卻很不安穩，有時睡著了感到搔癢時，會無意識地去抓皮膚，嚴重時甚至會抓到整個手腳都流血。

長期下來，連帶著爸爸媽媽的睡眠狀況也變得糟糕，因為小朋友抓到流血就哭，半夜只好一直起來安撫，變成孩子辛苦、爸爸媽媽也累，全家都睡不飽，形成一個惡性循環。

這名媽媽試了很多方法，他們看過皮膚科，拿了一堆藥膏回來擦，或是托嬰中心的老師與其他媽媽們建議哪一瓶乳液好用，她都會到處去買、去嘗試，但孩子皮膚的狀況卻一直無法獲得改善。

直到有一天，媽媽的友人發現孩子肚子總是鼓鼓的，問說：「妳的小朋友吃飽後，肚子常常脹起來，是不是有一些問題？」她才開始注意到脹氣的症狀，於是來到我的診間。

問診的過程中，媽媽提到有給孩子補充益生菌，因此我開始懷疑跟小腸菌叢過度增生有關。由於小腸過度增生的診斷方式依賴吹氣測試，但小朋友通常很難配合吹氣流程，因此並沒有幫孩子做檢測，但開始朝這方向著手治療。

◆治療面向：

如何治療孩子的小腸菌叢過度增生呢？通常會使用滴劑讓小朋友進行服藥，再搭配一些魚油等營養素，方便父母在家餵藥。大概過了一個月之後，孩子脹氣的現象就好了許多。

這名小孩在第一階段的時候，由於小腸菌叢實在過多，治療方式也是類似 4R 的概念，使用第一個 R 把所有的菌移除，清除了之後，我們才開始修補他的腸道黏膜，為了避免腸道黏膜處於發炎狀態，輔助補充一些魚油或維生素 D 抗發炎。

通常第一個月還是以**殺菌**為主，但**輔助使用麩醯胺酸、鋅肌肽、蘆薈**等的萃取物，來修補他的腸黏膜。等到第一個月殺菌完成，回診的時候，孩子脹氣的情形就改善許多了，這同時也表示菌種已經被殺（清除）得差不多了。

由於這名孩子的皮膚狀況依舊不太好，因此緊接著進入第二階段的治療，把一些好菌放回去，**修補腸黏膜**，並且**補充魚油、麩醯胺酸（Glutamine）、鋅肌肽（Zinc carnosine）、蘆薈，以及維生素 D** 等。維生素 D 是一種萬靈丹，它既可以抗癌，對眼睛的健康也很好，更具有調節免疫系統的作用。

兩個月之後，孩子的皮膚狀況開始漸漸獲得改善，媽媽說：「孩子已經可以慢慢睡過夜了，雖然還是有抓癢的情況，但已經不像以前一樣，皮膚整片幾乎紅通通的！」治療之後只剩下一些皮屑，偶爾伴隨著一、兩塊紅腫，整體症狀舒緩不少，第二個月後的回診，整體狀況都改善許多。

因為治療有了成效，於是第三個月同樣延續第兩個月的治療方法，從最近回診的狀況來看，個案手部以上幾乎都已經好了，只剩下膝蓋部分尚有一點點狀況，聽媽媽說孩子現在晚上九點左右就可以就寢，運氣好的話，可以一覺睡到天亮。

過去大家碰到異位性皮膚炎的問題，都認為小朋友長大就會改善，其實並不一定，有些人會因而求診皮膚科，開一些藥物來擦，可能擦了藥物之後，孩子感覺比較不癢了，等到他長大一點，身體自我調節就好了；但是有些人身體沒辦法靠自我調節改善，用皮膚科的藥物也沒辦法將症狀壓下去的時候，就要去尋找其他的根本原因，剛好，這小朋友就符合 SIBO 的典型症狀。

其實 SIBO 跟很多紅疹的症狀都有相關，異位性皮膚炎也是其中一種，是什麼原因造成孩子罹患 SIBO，其實也未可知，因為個案年紀還太小，無法幫他做一些特別的檢查，進一步瞭解其他成因，但至少，我可以得知他是 SIBO 所造成的一種異位性皮膚炎，然後透過 4R 的療程去改善他的皮膚狀況。

玫瑰糠疹 X 避開過敏食物就能改善症狀嗎？

◆門診案例：45 歲罹患玫瑰糠疹的家庭主婦

成人除了一般過敏問題之外，也有些屬於牛皮癬、玫瑰糠疹症狀，玫瑰糠疹也是身體紅疹、紅斑的一種，病患的初期症狀，是會在臉上、手上陸續長出一些看得見的紅疹。

這名 45 歲的家庭主婦，一開始看見紅疹時，也經過皮膚科求診的時期，但症狀持續反反覆覆，吃藥、擦類固醇都可以把症狀壓下來，但卻一直反覆發生，同時，外觀上也因此受到影響，這些都讓她不勝其擾。

後來，她決定自行上網找資料，搜尋到的資料指出，造成玫瑰糠疹的原因之一是小腸菌叢過度增生，一些可能產生的早期症狀，她也都符合，包括消化比較慢、常常放屁、打嗝、腹脹等，原先她以為是運動量少的關係，於是日行一萬步，

希望改善腹脹狀況，但她發現不進食還好，一進食就會腹脹，因而懷疑自己可能有食物過敏及小腸菌叢增生的現象，

這名患者上網找了一些食療方法，嘗試避開一些食物，像是一些可以發酵的醣類，單醣（例如：水果類的果糖、蜂蜜、芒果、西瓜、蘋果、梨子）、雙醣（例如：小麥類、大蒜、豆類、牛奶、優酪乳）、多元醇（例如：山梨糖醇、木糖醇）等食物，會將短鏈的碳水化合物跟糖存在其中，當我們小腸菌叢過度增生的時候，就可能會造成腸道細菌發酵。

當她試著避開這些東西時，狀況有獲得改善，但仍沒辦法完全根治，因為小腸菌叢過度增生的問題沒有解決，就算避開攝取這些食物，也只能改善五、六成，偶爾還是會發生脹氣與皮膚的狀況。

後來她來到我的門診求診，問診之後也覺得她的症狀極度類似小腸菌叢過度增生，於是開始著手替她進行治療。

◆治療面向：

通常成人治療的模式跟孩子是相同的，但是成人會做抽血，進一步檢測食物過敏狀況，評估以後，才能正確地請她避開那些造成腸道細菌發酵的糖類與食物過敏原，接著做腸道細菌的移除，並且重新替體內補充好菌。

根據國外研究與我自己的門診經驗，這些**具有小腸菌叢過度增生的患者需要長期抗戰**，門診另外有個案例是紅斑性狼瘡的患者，當他自認症狀已解除時，平日生活就開始疏於照

照護與保養，過一陣子又出現同樣症狀，只好回診來求助，再次檢測後，發現依舊回到小腸菌叢過度增生的問題。

有些人不免會感到疑惑，檢測出來的食物過敏原，是否就一輩子都不能接觸了？其實，飲食計劃都只是短期的治療，日常的生活習慣才是長期需要留意的關鍵。因此，並非一輩子不能再吃這些曾讓自己過敏的食物，而是**維持正確良好的飲食習慣**。

通常造成腸道細菌增生的原因，多是攝取太多加工類食品或大量糖類的緣故，只要先把小腸菌叢過度增生的問題解決，重新建立腸道的菌相之後，這些食物依然可以攝取。只要建立好日常生活中良好的腸道環境，就不會因為正常攝取這些食物而輕易復發。

皮膚濕疹 X 小腸內細菌數值破表

◆門診案例：30 歲朝九晚六的女性上班族

從臨床經驗來看，SIBO 最常見的是導致過敏問題，不管是過敏性鼻炎、濕疹等等。這個案例是一個 30 歲的朝九晚六的女性上班族，因為工作繁忙，三餐大多以外食為主。

這位女性深受濕疹糾纏多年，對於這類型的年輕女孩來說，濕疹造成手部、大腿內側的紅腫癢，有礙觀瞻，造成她極大的困擾。她一開始嘗試去看皮膚科，大部分皮膚科對於濕疹大多是開藥膏或是口服抗生素，同時，她也中西並用，不間斷的吃中藥調理身體，然而症狀持續反反覆覆，效果並不佳。

她陸續上網找了一些資訊，懷疑是腸道出了問題，因此決定求診功能醫學診所，因緣際會下，她找上我。

面對這種狀況，首先會懷疑是否為一般食物過敏的腸漏症，然而，透過問診跟問卷，我們發現脹氣的情形非常明顯，只要吃飽就會開始脹氣，整個肚子呈現凸出的狀態，消化系統十分不好，並且經常性腹瀉。因此決定進一步幫她做門診檢查，進而發現肚子鼓音的現象非常嚴重，當時就強烈懷疑這名女性可能罹患小腸菌叢過度增生。

由於這種情況有時確實會跟食物過敏有關，於是我幫她做了兩個檢測，第一是食物過敏原，發現對麩質和奶蛋類的食物都會有過敏現象；第二則是做吹氣測試，也是這個測試，讓我能直接確診就是 SIBO 案例。

當這名女性一吹氣時，數值瞬間衝到最高值，其實，當她喝下乳果糖後，不到半小時，數值就已經開始偏高，經過 90 分鐘的等待，她的測試數值已超過儀器所能顯示的破表狀態，表示小腸內細菌非常多，事後證明，她剛好是所謂的**氫氣型病人**，腹瀉的情況也符合氫氣型病人的展現。

健康一點通

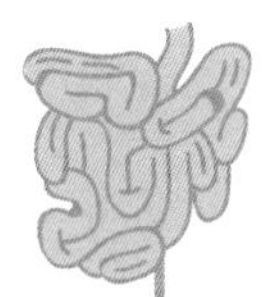

有機磷農藥使用，激增麩質過敏人口

從唐朝開始就有文獻記載，人類有吃小麥的習慣，尤其是中國北方多以麵食為主，當時並沒有如此繁盛的過敏現象，那麼，為何現在很多人，尤其亞洲人對麩質過敏的現象越來越普遍呢？有些人認為，主要的原因之一是有機磷農藥的過度使用，從 1990 年代大幅使用農藥開始，對麩質過敏的人口便激增了四倍之多；另一個原因則是基因改造，小麥品種的改變，導致身體沒有辦法去辨識這些新的東西。

最後一個原因，是食品工業中，對小麥進行的脫胺作用（deamination），這雖然能使小麥便於保存以及產生黏性，但是這些小麥進入人體後分解成脫氨的麥膠蛋白，導致進入體內時無法辨識，進而產生抗體去攻擊它。

除了麩質過敏外，還有一個也是亞洲人十分常見的疾病，就是所謂的乳糖不耐症。乳糖酶是乳糖分解的酵素，亞洲人體內的乳糖酶數量沒有歐美人士多，因此，相較於歐美地區，亞洲地區發生乳糖不耐症的人口特別多。

◆治療面向：

針對這名女性個案，我們首先進行了 4R 的 SIBO 療程治療，第一件事就是請她在飲食上，嚴格避免食用麩質類跟奶蛋類，第二個動作，則是透過草藥抗生素殺菌，移除她體內過多的細菌，並在第三週的時候，加進了第二個 R（Replace）。依據前面所說，我們通常會先開兩週的營養療方，觀察她在治療過程中有任何不適，進一步隨時做調整。

這名女性個案在一個月後回診，她的紅疹已經消失，我們請她再做了一次吹氣測試，指數已經下降，沒有再繼續破表，然而，她體內仍有小腸菌叢過度增生的問題。因此，同樣流程必須再重複走一次，進行第二階段的殺菌。

等到第二個月結束時，請她再做一次吹氣測試，此時發現指數已經恢復正常，她也反應脹氣現象獲得了改善，依據正常流程，由於體內的菌種被殺光，所以修補償黏膜跟補充益生菌應該持續進行，不過這個案例中，這名女性自認已經康復，加上預算的考量，最後決定終止療程。

不過，菌雖然殺完了，但修補的工作尚未完成，沒有補充足夠益菌，整個療程等於沒有做完，果不其然，三個月之後，這名女性又回診了。從我自己的臨床經驗來看，SIBO 復發率高達三、四成，如果有將完整療程三個月走完的話，復發率會大大降低，除非個案生活上又有重大變化，或是飲食、作息不正常，不然通常病人都會有不錯的修復狀況。

紅斑性狼瘡 X 免疫系統疾病的後期症狀

過去的研究發現，很多自體免疫問題都跟腸漏症有關，但什麼原因造成腸漏症？再往上溯源，才發現造成腸漏症的問題，是 SIBO 所導致，**長期食用加工食品、麩質，都可能成為腸漏症的根本源頭**。紅斑性狼瘡，正是腸漏症影響免疫系統的後期症狀，一般被大眾稱作「蝴蝶斑」。

紅斑性狼瘡一旦沒有控制得宜，不單單僅是紅疹的問題，它會造成很嚴重的腎炎，因為抗體會去攻擊腎臟，累積在腎臟中，進而造成腎臟發炎。嚴重的紅斑性狼瘡發作是會到器官衰竭，有致命的可能性。

由於紅斑性狼瘡的症狀嚴重性，傳統治療往往會開類固醇、免疫製劑給病患服用，藉以避免這些狀況發生，大部分人也許不想要吃藥，就會轉而尋求其他的療法。功能醫學相較於傳統醫學，比較偏向輔助、預防的角度，當某些個案已經進入嚴重的疾病期時，醫生的角色只能盡量幫你延緩，讓症狀不要那麼嚴重。

然而，當功能醫學從不同的角度去看，就會發現病患的根源，其實可能是腸道的困擾，也許之前有幫病人控制得宜，但只要生活型態一改變，這些問題就有可能再次發生。因此，從生活型態、飲食習慣開始，都要更加留意、小心，紅斑性狼瘡是需要長期抗戰的疾病，更需要重視好日常保養，否則只要一疏忽，症狀可能就會馬上復發。

◆門診案例：26 歲罹患紅斑性狼瘡的年輕女性

案例是一名 26 歲的年輕女性，她在 23 歲時確診紅斑性狼瘡，同時服用了奎寧等治療自體免疫疾病的藥物，她來找我時，是因為近三個月來，她臉上跟皮膚的紅疹通通跑出來了，還伴隨著一些嘴巴破皮、口腔潰瘍和口角炎的狀況，這些典型的紅斑性狼瘡徵狀。

個案當時看了書之後前來找我，我進一步幫她做了一些檢測，發現她風濕免疫科的指標都偏高，明顯有紅疹、嘴角潰瘍、掉髮的症狀，已經符合紅斑性狼瘡診斷的三項標準，再加上免疫指標的測試，都是達標的，確診為紅斑性狼瘡。

接著我開始瞭解她過去的病史，有一個危險訊號顯示，這名年輕女性年幼時，常常感冒，吃了很多抗生素，因為吃很多抗生素，導致菌叢混亂。接著，她到了 18、19 歲時，又出現蕁麻疹的症狀，表示她本身就擁有過敏的體質，容易出現皮膚紅疹的狀況。

到了大學時期，因為考慮到出國求學，因此長時間熬夜讀書、升學壓力都見怪不怪，隨著感冒越來越頻繁，臉部的紅疹跟過敏的現象也通通跑出來了。當她醫生告訴她應該是紅斑性狼瘡的問題時，她吃了大概一年的紅斑性狼瘡的藥物給，吃完後自認病況控制下來，就自行停藥了。

有時候面對自體免疫疾病，通常第一個考量點是腸胃道，因為腸胃道裡有人體最大的免疫系統，自體免疫疾病的根本原因幾乎都是腸胃道系統。因此，我幫她做了一些腸胃道系統的檢測，第一個腸漏症的檢測，尿液數值看起來很正常，但從尿液有機酸中，看得出她的腸道菌叢有些許失衡的情況，加之她對奶蛋類的食物過敏，以及小麥有輕度過敏，於是進一步讓她做吹氣測試，結果呈現陽性，代表她有SIBO的問題。

檢測結果除了這些外，還發現這名女性內部的肝臟一直很忙碌，持續在排毒、解毒，表示體內可能有什麼毒素在裡面，所以肝臟一直在運作，消耗了很多穀胱甘肽，導致穀胱甘肽的數值偏低。另外，從她的糞便觀察出腸道正在發炎，進一步幫她測試了脂肪酸，發現數值也偏低，身體抗發炎的能力比較缺乏。評估以上種種症狀，於是開始幫她進行小腸菌叢過度增生的治療。

◆治療面向：

這名女性是很特別的案例，因為自覺消化功能不錯，沒有脹氣現象，也沒有典型的 SIBO 症狀，單純因為紅斑性狼瘡來就診，只是經過檢測才發現有 SIBO 的問題。

就腸胃道問題來說，因個案沒有很嚴重的症狀，依舊採取 4R 的腸胃道完整療程，當執行殺菌完成一個月時，菌叢狀況就已經獲得改善，可以直接進入第二個月的療程。

此時，補充一些益生菌，是修補腸黏膜的好方法。因為個案療程中途，不僅換了比較繁忙的新工作，又碰到農曆年前，於是她修補腸黏膜跟補充益生菌的療程，只進行了兩個月。

期間她覺得狀況都還不錯，再次回門診複診時，發現紅疹的症狀都退了，於是再做了一次免疫指標的檢測，發現個案在傳統的紅斑性狼瘡等免疫指標，已經全部下降了，甚至抗核抗體呈現陰性，顯示這個治療方式已經奏效。

過去都是從書上看到 **SIBO 是造成自體免疫疾病的原因之一**，從來沒有遇過真實的個案情況，而這名個案，是我奠定 SIBO 與自體免疫疾病之間的因果關係，一個很重要的特殊案例。

前面曾提及治療完畢後，這些症狀會不會再度復發？答案是會的！當病人因為換工作、生活產生變化，加班熬夜、壓力很大的時候，可能症狀就會重新冒出來。這個特別的個案，前陣子又回到我的診間，因為發現紅疹又跑出來了，這次我毫不猶豫，請她先進行吹氣測試，檢測結果果真是 SIBO 再次復發，於是又必須重新進行 4R 療程。

僵直性脊椎炎 X 基因序列 HLA-B27

僵直性脊椎炎也是自體免疫疾病的一種，近幾年有持續年輕化的趨勢，一般認為，**體內擁有 HLA-B27 基因序列的人，比較容易罹患僵直性脊椎炎**。

然而，並非所有擁有該基因的人，都必然會罹患自體免疫疾病，**自體免疫疾病往往是環境跟基因之間的互動所形成，飲食、生活壓力都會導致基因被誘發**。

◆門診案例：35 歲的百貨公司櫃姐

這名案例是一位長期久站的百貨公司櫃姐，剛開始是因為背痛來就診，她曾經去過一般醫院看診，醫院照完 X 光的結果，發現脊椎部位有病變產生，懷疑她罹患僵直性脊椎炎。

這種自體免疫疾病並沒有特定的時間或特定年紀期限，只要免疫指標沒有顯現就無法判定，她做的許多檢測結果，數值都是偏高的，但 X 光片顯示的狀況，又不到真正僵直性脊椎炎的標準，大約只在僵直性脊椎炎初期所發生的症狀。

患有僵直性脊椎炎的人，白天起床後只要運動一陣子，關節疼痛及僵硬情形就可以獲得改善。然而，櫃姐工作的時間很長，百貨公司打烊後還要處理櫃務、整理打掃，下班回家太晚時，她就懶得洗髮洗澡，而是直接就寢，隔天早上再起床洗髮。

久而久之，有天她起床發現自己無法彎腰，而且伴隨劇痛，明顯呈現僵直性脊椎炎的「**晨僵現象**」，也就是早晨或長時間不動後，關節僵硬感會特別明顯，要活動一陣子才會改善。

這個案例比較特殊之處，是櫃姐來看診時，完全沒有腸胃道的症狀，不論是脹氣、腹瀉、便秘等狀況，通通都沒有。但由於僵直性脊椎炎、甲狀腺、紅斑性狼瘡等自體免疫疾病，其實都跟腸胃道有很大的關係，所以我還是幫她做了腸胃道的測試。

一開始先做了食物過敏，結果顯示她也有麩質（小麥）過敏、奶類過敏的現象，進一步發現她也患有腸漏症，第一章我們就曾提到，腸漏症會造成全身性的症狀，包括關節也會受到影響。

直到腸漏症確診，我又進一步替她進行吹氣檢測，結果發現竟然也是 SIBO 的確診病人。這是一個非常不典型的案例，沒有腸胃道症狀，卻有自體免疫疾病及腸漏症的情況，當我追根究柢去找出腸漏症的成因，才發現她不但有食物過敏現象，也有小腸菌叢過度增生的患者。

◆治療面向：

醫院針對僵直性脊椎炎的治療，一般都是給予類固醇、止痛藥、肌肉鬆弛劑，但是其實無法解決根本的問題。

腸漏症跟 SIBO 的治療大同小異，主要採用 4R 療程方式，除了移除過敏原麩質與奶類外，也會同時處理 SIBO 問題，進行腸胃道殺菌的工作。比較特別的是腸漏症與 SIBO 也會造成精神欠佳的情況，讓病人深受慢性疲勞之害，不過，這名女性櫃姐，在經過一個月的殺菌之後，反應其精神獲得改善，僵直性脊椎炎也比較不痛了，晨僵情形有了明顯舒緩。

然而，目前工作的因素讓她仍須久站，無法完全改善症狀的困擾，不過去一般醫院驗的指標數值，已經下降跟緩和了，療程也在持續進行當中，大部分症狀都獲得顯著改善。

健康一點通

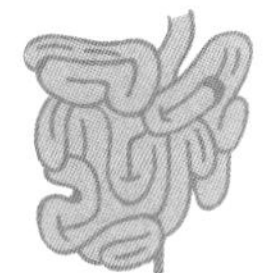

僵直性脊椎炎，基因 HLA-B27 醫學解說

人類的主要組織相容性複合體（major histocompability complex, MHC），位於第六對染色體上，稱為人類白血球組織抗原（human leukocyte antigen, HLA），這個基因控制了 HLA-B27 抗原的產生。

根據目前研究，大約九成的僵直性脊椎炎病人具有 HLA-B27 基因。雖然 HLA-B27 基因與僵直性脊椎炎關係密切，仍有 5% 到 10% 的僵直性脊椎炎病人，其 HLA-B27 抗原為陰性，代表 HLA-B27 基因並不是罹患此病的絕對必要因子。

此外，HLA-B27 基因的有無與僵直性脊椎炎的疾病嚴重程度無關。由此可知，除了基因，生活環境以及其他誘發因子都是可能造成僵直性脊椎炎的元凶。

甲狀腺炎 X 高糖分造成菌種增生

◆門診案例：30 歲行銷企劃女主管

這位罹患了橋本氏甲狀腺炎的患者，是一名身材圓圓胖胖的女性，甲狀腺素數值遠低於標準，自行閱讀了一些自體免疫疾病的書之後，她懷疑自己也是腸胃道的問題，希望能進一步做些檢測和分析，因此前來診所就診。

檢測的結果發現，她也是 SIBO 問題十分嚴重的族群，數據幾近破表。儘管 SIBO 常常會併發消化不良的問題，但 SIBO 族群並非都是瘦瘦乾扁的體型，可能進而影響到內分泌，造成內分泌失調的症狀。

甲狀腺是體內新陳代謝的器官之一，當甲狀腺低下的時候，人體會比較沒有活力、能量，並且時常容易感到疲累、新陳代謝緩慢，同時經常伴隨著水腫、消化緩慢等問題。這位疲勞的個案經過檢測之後，發現的確是腸胃道問題，除了 SIBO 症狀外，也伴隨著腸漏症、食物過敏等問題。

個案被這些疾病困擾了數年之久，進一步追根究底，探究小腸菌叢過度增生的成因為何？發現她從小反覆感冒，長期使用抗生素，都是增生的高危險因子。另外，由於極度愛吃糖果、餅乾及高糖份飲料，長期下來，造成了菌種過度生長在小腸內部。

幸好，經過腸漏症、食物過敏，以及 SIBO 的三項治療之後，透過完整的療程調理整體健康，她的甲狀腺抗體減少，甲狀腺功能也慢慢回復了。

健康一點通

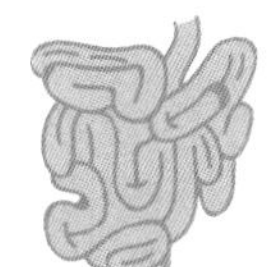

糖是百病禍首？

國民健康署公告每人每日不能攝取超過總熱量 10% 的糖，亦有規定國小校園內以及周邊一定範圍內，不能販賣含糖飲料，似乎「忌糖」已成為一項全民運動。

過去認為膽固醇過高是造成心血管疾病的元凶，其實**體內的長期發炎**才是。過多的糖攝取形成醣化反應，會讓身體長期處於一種發炎反應，吃糖也是同樣道理。膽固醇本身無關好壞，但當免疫細胞被攻擊，發炎反應下的那些膽固醇，才會進一步累積在血管之中。

造成肥胖的元凶之一——「糖」，俗稱**糖胖症**，也會影響到 SIBO 症狀的產生。有相關研究指出，人類的核磁共振發現糖在腦中的作用，跟古柯鹼、海洛因刺激的興奮反應是相同的，因此，人本身嗜糖的現象是相當正常，糖並非不能吃，主要還是在於不過量的問題上。

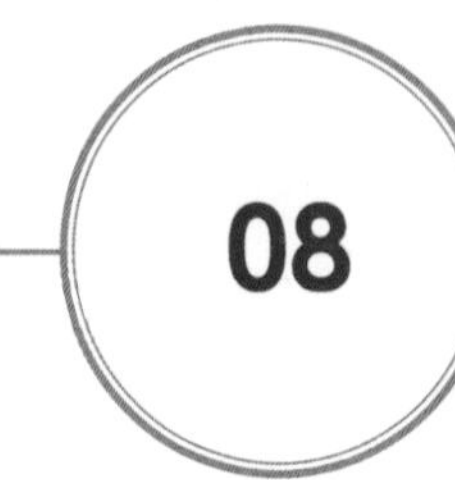

腸道發炎，難以察覺的病症 2

腸胃道疾病

很多人可能不知道，一些所謂的自體免疫疾病，本來就跟 SIBO 息息相關，當 SIBO 的問題解決了，連帶也會改善自體免疫疾病的相關症狀。
整個治療過程中，做了什麼措施、服用什麼藥物，都需要隨時重新評估與調整。

便秘 X 其實是小腸菌叢失衡作祟

由於現今醫療科技的進步，基本上可以很容易查出病患罹患何種疾病，快速地針對該疾病投藥治療，但是，有時候身體功能僅僅是稍微失調，就很難查出真正病因，有些醫生可能會誤以為病患是無病呻吟，而錯失治療的黃金時期。

如同 **SIBO「非致病菌菌叢」的過度增生，一般很難被診斷出來**，因而外顯的相關症狀，例如：打嗝、放屁、便秘、腹瀉等發炎性的腸道疾病，就會被當作個別情況進行醫療處置，**此外 SIBO 也會促進解連蛋白（Zonulin）釋放，形成腸漏症，**

而腸漏症則可能進一步造成全身性的症狀，不可不慎。

◆門診案例：44 歲的已婚公務人員，罹患便秘，經常性頭痛

「從 20 幾歲至今，可以說從來都沒有一次順暢的排便經驗，不只困擾著日常生活，也讓我對人生感到無比灰心啊……」門診曾遇過一個案例，一名 44 歲的女公務員長期處於便秘的狀態，嘗試過各種方法，不管是多吃蔬果或是吃酵素，依然無法順利地排便，使她萬分沮喪。

除了便秘之外，還伴隨著每週頭痛數次、皮膚狀況變差，並且經常性的全身關節痠痛，此外，也有脹氣和打嗝問題。因此，當她做過相關健康檢查以後，醫生告訴她並非罹患痛風，於是我問：「是否長期壓力過大？」、「不會啊，生活和工作其實都還可以應付！」工作上沒有太大壓力，雖然跟公婆同住在 12 人的大家庭內，家庭關係也尚可調適。

在她前來我的診間之前，已經看過許多科別的醫生，頭痛就去看神經內科；偶發性的頻尿問題也找過泌尿科檢查；關節疼痛的部分，也曾到骨科照過 X 光檢查，掉髮跟皮膚紅疹又求診皮膚科，幾乎全身上下都看過一輪了，然而，這些檢查數據卻顯示一切正常，查不出絲毫病因。

過了一陣子之後，發現自己開始全身水腫，特別是臉部和脖子，奇怪的是也沒有服用類固醇藥物，於是又前去求診內分泌科，檢查才發現患有甲狀腺低下症，懷疑可能是橋本

氏甲狀腺炎的患者。

「我到底是出了什麼毛病？」她不解地望著醫師。

「或許妳有自體免疫疾病體質，可能是橋本氏甲狀腺炎，才造成便秘症狀！」內分泌科醫生根據數據對她說。於是，醫生開了甲狀腺素和類固醇，服用後雖然稍微改善了水腫問題，但是腸胃道症狀依舊沒有獲得解決。

只是這樣的治療結果，並沒有明顯改善症狀，反而讓這名公務員越發覺得痛苦，身為高齡產婦的她，當時小孩才 5、6 歲，她卻已經全身病痛，孩子的未來該怎麼辦呢？因此，她開始上網找尋解決方法或偏方，不管是大腸水療、無麩質與無乳製品的飲食方式，幾乎都嘗試過，雖然都有過短暫的改善，但是長期下來問題依舊存在。

隨著時間流逝，狀況卻越來越嚴重，除了便秘之外，關節痛、甲狀腺低下等問題也糾纏著她，整個人昏昏沉沉，沒辦法專心上班，不得已只好先暫停工作，直到此時，才感覺到壓力漸漸變大，甚至影響到基本生活。

最後，才決定來診間進一步做檢查。由於症狀實在太多，我並非立刻就知道她是小腸菌叢過度增生的問題。一開始，先測試了荷爾蒙指數，發現有稍微失調的情形，不過尚在可接受範圍內；又做了食物過敏的檢測，狀況也還好，沒有特別嚴重，也沒有對小麥或乳製品過敏，況且她有在執行無麩質跟無乳製品的飲食計劃，做檢測也可能檢驗不出來。

後來在問卷表單中，她寫到有嚴重的打嗝問題，於是就幫她做了 SIBO 檢測，發現的確患有 SIBO 問題，由於症狀過多，緊接著幫她施作**尿液有機酸檢查**（一般診所很少有這種檢測），**有機酸是身體內的代謝產物，可以看出身體代謝狀況，以及腸道菌叢是不是失衡**。

相對於其它的荷爾蒙檢測結果，她的腸道菌叢不管在吹氣測驗或尿液有機酸檢查都出現異常現象，兩個檢查結果均顯示出腸道菌叢面臨失衡——小腸菌叢過度增生。然而，再次對她進行腸漏症的糞便與尿液檢測，數據又都十分正常，此時評估可能還沒有發展到腸漏症的程度，但 SIBO 問題已經預先顯露出來了。

於是，決定著手幫她進行 SIBO 療程。開始治療的時候，她的身體反應非常劇烈，吃了藥後就會噁心想吐，而且掉髮問題更為嚴重了。因此，一開始的她並不想配合治療，大概只吃一個禮拜的藥就宣告放棄。隔了三個禮拜之後，情況一樣沒有好轉，她只好下定決心，願意克服內心的抗拒，繼續好好的服藥。

◆治療面向

針對此案例，由於體內菌叢太大量了，使得她的身體反應相當劇烈，於是添加了**活性碳**進行治療，除此之外，又額外加入一些幫助肝臟解毒的東西，例如**穀胱甘肽、維生素 B 群等，直到狀況有所改善**。

殺菌療程進行一個月之後，她發現自己的腸道蠕動狀況開始變好了，以前可能是一週排便一次，現在進步到一週三到四次，雖然糞便還是呈現乾硬的狀態，但至少已經可以順利排出來。此時，她的噁心、脹氣、頻尿、疼痛的狀況仍然沒有完全改善，加上消化系統不佳，造成了口臭問題。不過，仍然可以很明顯地感覺出來，自從療法展現成效之後，她的情緒上相對穩定許多。

因為病人的脹氣和噁心的問題沒有改善，我評斷一個月的殺菌療程可能還是不夠，於是進入了第二個月的殺菌療程，兩個月過後，她終於開心的表示：「太棒了！我的腹脹和頭昏沉的問題都獲得改善，身體負擔明顯變輕，更重要的是，體重下降了！」

後來，她嘗試吃一些蛋糕、熱巧克力等零食，卻導致身體極度不舒服，這時才深切地反省到，過去的身體已經陸續給予一些反應，只是以前並不明白這些就是警訊，需要遠離造成腸道失衡的食物。目前的她，疾病症狀開始有所改善，心情感到十分放鬆，精神狀態也充滿活力，經前症候群的情況也跟著消失了。

身體狀況變好之後，她決定出國旅行一個月，因為還沒有進入下一階段的治療，出國期間還是得繼續殺菌療程，而且我仍希望能夠徹底一些。雖然在她歐洲旅行的過程中，有時也會感到脹氣或是胃痛，但只要恢復低醣類、低發酵的飲食攝取，或是服用預先準備好的消化酵素，就會改善這些狀況，緩解旅途中的突發不適。

回國之後，終於進入修補腸道的療程，從她二月初診，進行第二階段的修補腸道時，已經走到六月了，等於整整花了三個月的歷程殺菌（一般療程一個月就會有效果），但她的狀況過於複雜，才花了比較多的時間。

此外，關節痛的狀況，因為沒有再持續出現，所以不管是我或是病患本身，其實都忘記了。直到一次問診時，她才驚然想起：「對耶！最近好像都沒有關節痛的問題，還可以跑出國玩那麼久！」

走到六月的尾聲時，她已自覺症狀改善很多，也準備要回到工作崗位了，於是準備幫她做第二階段的治療——腸黏膜的修補。此時的她，因為飲食又開始疏忽，吹氣測試指數突然偏高，腹痛、脹氣、便秘的情形再度復發，本來預定要進行第二階段只好暫緩，回到第一階段的殺菌。

針對此名案例回顧檢討，其實是因為尚未完成整個完整療程，包含殺菌、修補腸黏膜、補充好的益生菌，才會導致功虧一簣。因此在療程還沒完成之前，都希望病患能夠配合所謂的**「治療中的飲食」，當飲食不夠堅定，症狀隨時都有可能再次復發**，此時就只能回到第一階段再給予殺菌。當個案配合飲食控制與殺菌療程，施行完成後，才能順利進入到第二階段的修補腸黏膜。

雖然上次耗費了三個月才進入第二階段，幸好這次復發的狀況並不算嚴重，殺菌一個月後，整體的狀況就有所改善，可以緊接著進入第二階段療程，因為有了上次的失敗經驗，這次也就相當配合飲食控制。

第二階段治療到了一半，她竟然發現自己好像有心律不整的問題，覺得心跳莫名加速、脈搏加快，有時還會跳到一百多下，又伴隨冒汗、失眠情況，因為擔心是所謂的熱潮紅現象，我幫她做了荷爾蒙檢測，結果發現黃體素稍微偏低，相對雌激素稍微過多，所以有些微的症狀出現，但看似不是主因。

於是，我又追加做了甲狀腺的檢測，發現甲狀腺數值太高了，才想起她一直在服用甲狀腺素，雖然服用劑量一直都沒變，但經過這些療程之後，她的自體免疫甲狀腺低下的問題也跟著有所改善，甲狀腺素自然不需要那麼多了，於是將甲狀腺素的劑量減半，心跳加快的症狀也馬上獲得緩解。

整個治療過程中，做了什麼措施、服用什麼藥物，都需要隨時重新評估與調整。很多人可能不知道，一些所謂的**自體免疫疾病本來就跟 SIBO 有關，當 SIBO 的問題解決了，連帶也會改善自體免疫疾病的相關症狀**。

當病患出現心跳加速的情況時，第一時間大多會誤以為是荷爾蒙問題，後來才想起是 SIBO 問題改善，連帶使甲狀腺問題同步獲得改善，原先劑量的甲狀腺素就變成過度補充了，反而導致數值變高。

這是一個相當特別的案例，幾乎所有症狀都在個案的身上顯現，困擾已久且無解的便秘問題，透過功能醫學的治療終於獲得療癒，同時也改善了病患其他一些惱人的大小問題，**這些貌似不相關的種種症狀，其實一切都是源自於──小腸菌叢**

失衡在作祟。

當她完成整個療程之後，飲食計劃漸漸恢復正常，不需要再那麼嚴格的限制，目前反應也都良好，只要進行一些保養處方，如定期服用消化酵素、胃酸，協助消化功能的運作，並且可以開始攝取一些纖維質、益生菌，避免便秘的復發，而之前那些關節痠痛、掉髮、尿道疼痛等症狀，也漸漸獲得了改善。

大腸激躁症 X 八成機率病因與 SIBO 有關

◆門診案例：升學壓力下，17 歲高三腸躁男同學

腸躁症在學生族群中是很常見的疾病，這個案例是名 17 歲的男同學，正面臨升學壓力，滿臉痘痘之外，上手臂也長有小粉刺。媽媽帶他前來就診，男同學表示：「自己每逢大考就會腹瀉，去一般大醫院就診，醫生也只是叮囑心情要放輕鬆，症狀一直無法有效改善，擔心聯考若又拉肚子，成績會受到影響……」四處尋醫問藥仍不見好轉，於是求助功能醫學。

我嘗試跟媽媽和男同學解釋，腸躁症的形成原因其實很多，舉凡食物過敏、腸漏症、SIBO 都可能是成因，特別是有高達 80%的機率，往往都跟 SIBO 有關係。等我解說完了之後，便試著讓他做吹氣測試和過敏檢測，立即確診為 SIBO 的問題。

由於男同學的症狀相當典型，因此馬上就能開始進行 4R 療程。第一個月先進行完全殺菌，症狀改善很快，氫氣跟甲烷的數據都回復到正常值，第二個月則是專心修補腸黏膜和補充益生菌，最後，當進行第二次吹氣測試時，他已經完全恢復正常。

SIBO 治療速度與效果因人而異，這名男同學的治療效果就非常好，後續也沒有再復發，直到考前，都沒有再出現過腸躁等現象，手臂上的粉刺也意外的痊癒了。

健康一點通

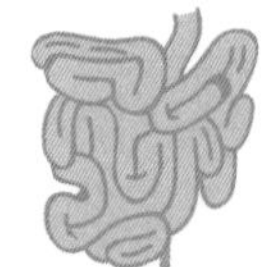

偽膜性大腸炎 & 困難梭狀芽孢桿菌

人體內有一個菌種叫做**困難梭狀芽孢桿菌**（**Clostridium difficiles**），當人體長期服用抗生素，將會誘發此菌種的增生，這種菌比較難殺除，當其他菌種都被殺光，只剩下它時，它會變成所謂的優勢菌進行增殖，在腸道形成一個黃色的薄膜，最後引發所謂的偽膜性大腸炎。這種疾病在臨床很常見，尤其長期住院的病人，很常因服用抗生素過多而產生此現象。

因此，對於某些需要長時間服用抗生素的 SIBO 族群來說，相較於傳統抗生素，草本抗生素溫和許多，但是兩者效果卻差不多，考量到對身體相對無害，一般會優先選擇草本抗生素。

胃食道逆流 X 制酸劑造成嚴重貧血危機

◆門診案例：34 歲胃食道逆流的大學助理

這名個案是一名 34 歲的女性，擔任大學助理，罹患胃食道逆流將近有 5 年的時間，期間反覆看了很多醫生，包括腸胃科與耳鼻喉科，看耳鼻喉科的原因，主要是因為經常性的胃食道逆流，嚴重時，甚至會刺激並傷害到喉嚨，導致聲音沙啞與咽喉炎，於是，只好長期服用制酸劑來改善咽喉炎等症狀。

當人體**長期服用制酸劑，會造成胃酸過低的現象**，進而導致細菌增生，一開始胃食道逆流的症狀改善，通常只是因為胃酸被抑制住，但長期下來，小腸菌叢過度增生的 SIBO 現象就會越來越嚴重，在體內產生過多氣體，壓力變大，進而往上衝，下面的壓力從而迫使上方的食道括約肌打開，反而讓一些胃酸又跑回喉頭。

她說，在這兩年治療期間，自己前前後後已經吃了四種制酸劑，但胃食道逆流的狀況依舊沒有改善，後來甚至跑到醫院進行胃鏡檢查，這才發現已經有胃潰瘍的狀況了。除了上述問題之外，經檢查發現體內的含鐵量也有明顯不足，導致貧血問題。

由於個案是一名素食者，可能是因為飲食習慣導致營養攝取不足，長期以來，種種症狀一直困擾著她，像是身體感到疲累，也有缺鐵性的貧血。根據她自己描述，血紅素數值曾經掉到 6，瀕臨危險邊緣，有時候貧血嚴重時，還必須到醫院打血針，補充鐵劑，醫生也開立葉酸、B_{12} 補充劑。

當她來到功能醫學門診時，已經有嚴重的脹氣，每到下午更為嚴重，尤其是吃了一些澱粉類食物，情況更是明顯，大腹便便的她，甚至還誤以為自己懷孕了。她心想：「是不是工作壓力太大？」也曾經為此嘗試減少工作量，但是腹痛、脹氣、口臭的狀況都沒能改善，反而越來越不舒服。

類似腸躁症的反應，照樣沒有在她身上缺席，偶爾還會看到一些消化不完全的食物在糞便裡面出現，舉凡吃了一塊魚肉，後來就在糞便裡面看到一塊白色物體，像是一片脂肪附著在上面，有時候也會感到肚子痛、頻繁腹瀉，必須往返廁所。因此，當她來到我的門診，直覺就是腸道出了狀況。

◆治療面向

當我幫這名患者做完吹氣測試，證實是小腸菌叢過度增生的 SIBO 疾病時，決定先解決腸道問題，首要執行的作法，就是停止服用所有制酸劑。

當時的她還非常擔心，停藥後會不會讓狀況變得更為嚴重？於是，為了避免症狀經歷過渡期，我同時開立一些去甘草的天然甘草酸、蘆薈等藥劑，暫時緩和胃酸逆流的狀況。

有趣的是，當她停止服用制酸劑一個禮拜後，就收到她所傳來的訊息：「歐醫師！這真是太神奇了，困擾兩年的胃食道逆流問題，好像就此好轉了！」

這種狀況更加證實了一件事情，有些人吃了太多制酸劑，症狀反而會變得越來越嚴重。因為胃食道逆流除了胃酸過多之外，也有可能是其他原因所造成的結果。因此，一旦吃了制酸劑卻始終沒有什麼效果的時候，就要考慮是否為其他因素，才輾轉導致胃食道逆流的產生。

停藥的那一週，同時請個案連帶做了一些飲食上的改變，停止接觸、食用那些會引發腸道細菌發酵的醣類和過敏原，並且改變生活型態，比如：睡覺枕頭墊高，不要吃巧克力、薄荷、咖啡、茶類等，避免造成胃食道括約肌打開的現象，沒想到才短短一個禮拜，就收到她的回饋，困擾已久的胃食道逆流症狀，已經改善許多。

儘管胃食道逆流的症狀有所改善，但小腸菌叢過度增生的根本原因仍未解決，於是，開始進行殺菌階段，第一個月結束之後，因為她嚴格執行建議的飲食計劃，全數避開單醣類、穀類、豆類，脹氣情況因而顯著改善，最後只剩下容易疲累的症狀而已。

有些胃酸過少的人會產生貧血問題，那是因為胃酸會吸收體內的鐵、維生素 B_{12}、葉酸等媒介物質，而一般的胃藥通常分為兩種，一種叫氫離子幫浦抑制劑，會抑制胃酸分泌；另一種則是喝的胃乳，是中性物質，只具有包覆腸黏膜的功用，比較不容易產生不適症狀。**當食用過多的氫離子幫浦抑制劑，就會過度抑制胃酸的分泌，反而導致血紅素分泌不足，造成貧血。**

由於第二個月進行殺菌的時候，血液的鐵蛋白已經開始自動上升，因此這個階段，我並沒有幫她額外補充血紅素的成分。然而，剛開始療程的時候，這名女性就出現掉髮、便秘、糞便乾硬、口腔潰瘍等問題，擔心療效過強，於是幫她調整了劑量，直到狀況獲得改善。

經過第二個月的治療，除了原本的 SIBO 問題獲得改善，她的血液都已經回復正常，貧血問題也已獲得解決。目前的醫療處方，就是持續給予患者酵素補充，並且提供去甘草的甘草酸讓病患備著，萬一遇到生活壓力過大，出現偶發性的胃食道逆流時，就能加強服用。

這名案例的女性患者，同時伴隨著胃食道逆流和貧血症狀，原先以為是兩個毫無關聯的問題，個案也分別求診腸胃科跟血液科，然而，這裡可以看到病患治療胃食道逆流時，不但症狀沒能改善，甚至變得更加嚴重，深究後才發現是同一個原因所致，原來一切都源自於——小腸菌叢過度增生。

纖維肌痛症（fibromyalgia）X 囊括三分之一的腸躁症病患

很多人都曾經有過這種自覺，身體某部位的肌肉，例如：背部、肩膀或是脖子，當你特別去按壓的時候，就會產生疼痛的感覺，不按壓時，往往又覺得沒有問題。過去，這種類似的症狀通常被認為是長期壓力或姿勢不正確所造成，以中醫來講，就是氣結及經脈堵塞的問題，而西醫觀點則認為是所謂的「**壓痛點**」。

這些壓痛點通常會伴隨著肌肉僵硬，進而造成頭痛、失眠，甚至產生手腳痠麻的感受，當這種疼痛感長期存在，病患的情緒上多少也會連帶受到影響。

以西醫的角度來說，**纖維肌痛症**被認定是病患不夠放鬆的緣故，通常建議患者多運動、自我抒壓，並搭配一些肌肉鬆弛劑，有些則歸因於基因問題，有些人天生的基因容易受到纖維肌痛症影響，肌肉纖維過於緊繃也可能是一種基因變異的型態。

目前漸漸有研究指出，大約73%到75%之間的纖維肌痛症患者，都有腸胃道的症狀，例如脹氣、消化不良、打嗝、腹瀉、便秘等問題，後來又進一步發現，這些纖維肌痛症的人，大概40%到50%都有腸躁症的症狀。

接下來的研究，恰恰相反的將腸躁症的病人重新做出統計，發現**大概有三分之一的腸躁症的病人都有纖維肌痛症的情形**，因此，可以歸結得知，這些症狀似乎是互相移轉、互相影響的狀態。

幾個常見的腸胃道症狀之中，有50%以上的患者，都擁有消化不良的問題，他們自覺本身消化功能不佳，兩相連結之後就可以發現，纖維肌痛症與腸躁症、消化不良等病症都有高度關聯性，更進一步發現**腸躁症的患者，有70%至80%的比例，都與小腸菌叢過度增生息息相關**。

纖維肌痛症的壓痛點

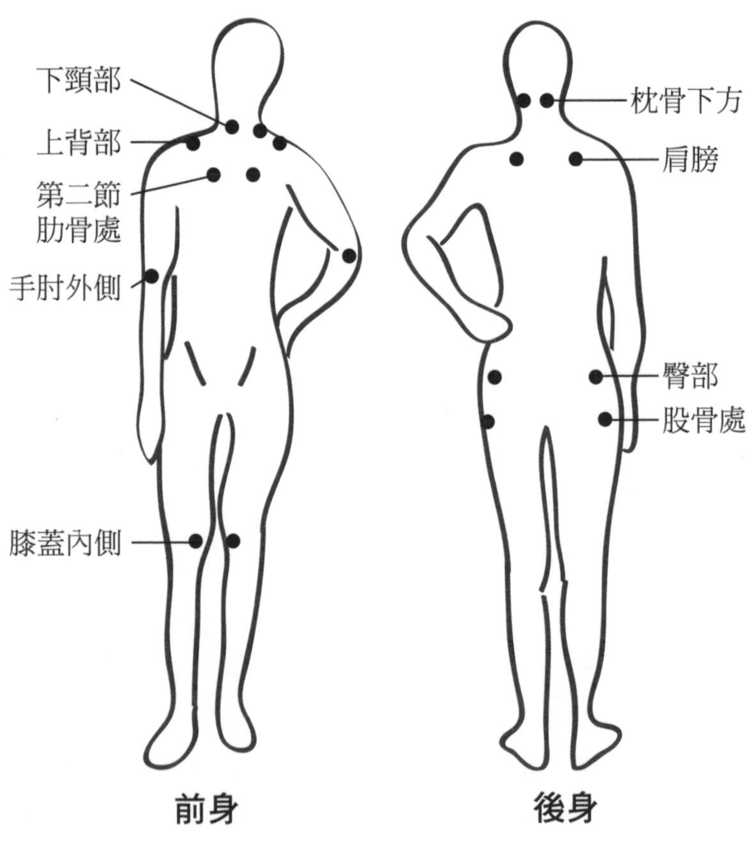

◆門診案例：纖維肌痛症的 35 歲的男性上班族

一名 35 歲的男性保險業上班族，工作上相當拚搏的他，年紀輕輕就爬上了中高階主管的位子，身上肩負的重擔自然不輕，只是他的纖維肌痛症被認為是長期壓力和慢性疲勞下的產物。經過幾次的詳細問診之後，發現確實有腸躁症問題，而且根據本人自述，每當工作壓力襲來，就會發生肌肉緊繃，連帶產生纖維肌痛症與慢性疲勞的症狀。

當時發現他患有腸躁症問題時，第一個直覺反應，便是猜測是否也有 SIBO 的問題，因此同步施做一些壓力檢測，包含：唾液的皮質醇檢測，皮質醇如果偏低時，就代表有慢性疲勞症狀，是腎上腺功能失調的患者，這些都是纖維肌痛症的成因之一，如果確診，就可以從這兩方面開始著手進行療程與調整。

果不其然，他的皮質醇檢測結果為正常偏低，已經有功能失調的跡象，於是第一步就是補充加強腎上腺功能。此外，個案的 SIBO 狀況很嚴重，算是相當典型的 SIBO 伴隨腸躁症、纖維肌痛症等病狀。

◆治療面向

病患過往有固定找師傅按摩的習慣，也看過傳統西醫，但醫生只有建議減輕壓力、多加休息，纖維肌痛症的情況自然就會有所改善，然而礙於工作性質的關係，壓力在所難免，他也深有體認，所以那時面對疼痛來襲，只能感到萬般無奈。

由於每每到了下午，皮質醇數值都會比正常稍微低落一點點，於是建議過了中午之後，可以喝杯補氣茶，提升體內的氣，輔以處理腸胃道的問題之後，他的纖維肌痛症情況，果然就慢慢消失了。

然而當時受限於病患的預算有限，於是暫且擱置了腎上腺功能的療程，只單單處理了 SIBO 的問題。因此，當療程進行完畢後，病患的纖維肌痛症完全改善了，但腎上腺功能的加強計劃，就因此暫緩下來。

健康一點通

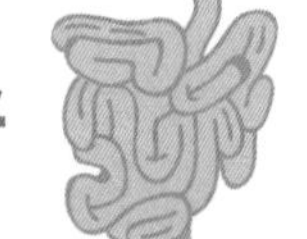

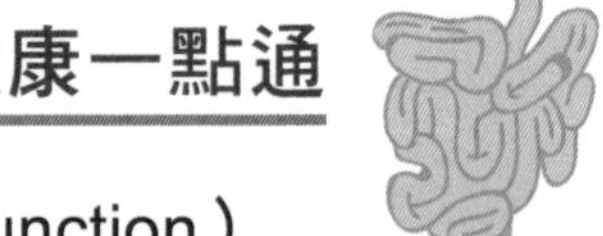

腎上腺功能失調（Adrenal dysfunction）

一般來說，腎上腺功能失調可分為三期：①高兒茶胺酚與高皮質醇、②高皮質醇，③低皮質醇等三種時期，當腎上腺功能失調時，病人常伴隨著疲累、嗜糖、嗜睡，以及腦霧等臨床表現，上述幾種症狀，可以透過唾液檢測，藉以了解身體的疲勞程度。

當壓力來臨時，腎上腺會分泌抗壓荷爾蒙來對抗壓力，但是當腎上腺長期受到壓力刺激，抗壓荷爾蒙會漸漸分泌不足，就會造成腎上腺功能失調的現象。

09 腸道發炎，難以察覺的病症 3

貧血

「一旦開始健身之後，肌肉就會自然越練越大嗎？」小高看著自己沒什麼起伏的肌肉，疑惑地問著教練。一般如果有做健身活動，也有補充高蛋白的飲食，肌肉量仍舊沒有增加的時候，很可能的因素就是小腸的細菌把營養素都吃掉了，人體無法獲得吸收……

貧血 X 營養素無法吸收產生的 SIBO 問題

◆門診案例：60 歲長期性貧血的營造業男老闆

這名 60 歲個案的身材偏向瘦高型，每年都會至醫院做固定的健康檢查，結果在某一年，突然檢查出輕微貧血的現象，血紅素數值約只有 12 點多（正常男性為 13 至 17g/dL，女性 13 至 15g/dL）。

通常做健檢時，會區分是大球性貧血或小球性貧血，**大球性貧血通常是缺乏葉酸或維生素 B_{12}，小球性貧血則是缺鐵的緣故**。這個案例很特別，紅血球平均的大小都顯示正常，一般醫院也無法區辨是大球性或小球性貧血，直到進一步檢查後，才發現屬於**缺鐵**的狀態。

醫生除了讓他長期服用補鐵劑之外，也一併補充了葉酸跟維生素 B_{12}，但是三個月後再回醫院複診，血紅素的低下狀態依舊沒有獲得改善，這些營養素不論再怎麼補充，數值都無法上升，究其根源就在於吸收不佳。

後來，透過友人的介紹，他輾轉來到功能醫學診所，前來就診的目的，一開始並不是為了治療貧血，只是單純想做全身健康檢查，由於一般醫院檢查沒辦法符合他的需求，擁有整套的完整健檢，只有大腸鏡、胃鏡、糞便檢查等，於是決定來我的診間進行整套的功能醫學檢查。因為過去的檢查結果都沒有發現任何異常，令他十分擔心是否為身體其他問題所導致的貧血。

問診時，他也僅僅稍微提到有些許腹脹與消化不良的現象，但平常很少腹瀉，也沒有便秘困擾。一開始，並沒有預設可能是哪類患者，只覺得隨著年紀漸長、胃酸變少，也許都是造成這些現象的主因。檢測項目算是無心插柳，順便幫他做了 SIBO 檢測，結果很多數據都顯示出消化功能不佳，營養吸收很差。

◆治療面向

關於檢測項目，首先，進行營養元素的分析，發現體內的鐵跟脂溶性維生素明顯不足，維生素 B_{12} 的指數也都偏低，一般來講，維生素 B_{12} 偏低的狀況大多出現在素食飲食，可能是由於肉類攝取不足的緣故。同時，因為體內缺乏維生素 B_{12} 跟鐵，兩者彼此牽扯，推算是由於這個原因，紅血球大小才顯現正常狀態。

第二種檢測項目，進行了身體代謝檢查，發現他體內的胺基酸同樣有不足的情況。胺基酸的來源通常是蛋白質，表示這名個案的蛋白質吸收情形並不理想，那麼，究竟是什麼原因所導致的呢？推估可能是近期房地產不景氣，身為營造業老闆，工作壓力很大，體內失衡所導致的胃酸缺乏，當胃酸缺乏，則會進一步造成維生素 B_{12} 跟葉酸的消化不理想。第三種檢測項目，就是前面提及的 SIBO 問題。

整體診斷下來，可以評估出他的症狀是由於本身葉酸不足，導致 SIBO 的產生，進一步造成營養不足，吸收能力也不好，鐵、維生素 B_{12} 等營養素都缺乏吸收，所以整體看起來高高瘦瘦，呈現營養不良的感覺。

了解到問題的原因之後，就著手進行 SIBO 症狀的治療，同時改善食物的攝取，並額外幫他補充鐵跟營養素。經過整整三個月的修復，回診時，貧血的問題果然改善許多，身體也恢復活力。

◆門診案例：45 歲，長期貧血的廣告公司女老闆

這名個案是一名 45 歲的廣告公司女老闆，會來功能醫學看診，主要原因是因為她時常頭暈、暈眩昏倒，有時甚至需

要直接去醫院施打點滴補充鐵劑。她當時自述自己從小腸胃道就不好，貧血狀況也很嚴重，由於她的數值一直無法上升，吸收狀況總是很差，我才聯想到可能是吸收、消化的緣故所造成。

問診的過程，我簡單分享一些 SIBO 的典型特徵，竟然發現到她都有這些症狀，於是決定直接進行吹氣測試，數值顯示，確實正是 SIBO 的問題。過去的她本來是個瘦瘦小小的女生，當一連串的療程開始後，SIBO 問題慢慢獲得解決，體重也因而增加了，整個人顯得精神奕奕。同樣地，吸收和貧血的狀況通通都改善了。

健康一點通

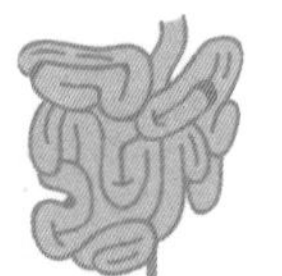

貧血問題

遇到貧血問題時，首先必須先排除病理上的問題，例如：大腸癌、痔瘡長期出血等，這些病症都會造成貧血；女生生理期間或是罹患子宮肌瘤，由於出血量增加，也會造成貧血狀況。

另外，肝臟功能不佳也會導致血小板的凝血機制出現問題，例如：肝硬化的病患，因為肝功能不足，將造成凝血時間延長。

貧血不一定都是 SIBO 的問題，必須先排除病理上的成因，這些因素都排除之後，發現症狀都無法改善時，再來進一步探究是否為 SIBO 所影響。

◆門診案例：32 歲，高瘦的男性工程師

這名男性個案一開始來就診，其實是希望身體能夠變得更強壯，總是瘦瘦高高的他，為了增加肌肉量，每個禮拜都固定到健身房運動，並且搭配營養師的指導，進行嚴格的飲食攝取，增加高蛋白飲食菜單，結果練了將近半年的重訓，成效卻有限，怎麼樣都無法提高肌肉量。

由於個案進到診間時，就注意到他過於高瘦的身材，猜測可能有著消化吸收功能的問題，隨即進行問診，並給予問卷調查，發現確實有一些腸胃道的老毛病。

一般假使有健身習慣，同時補充高蛋白飲食，肌肉量仍舊沒有增加的時候，很可能就是**小腸的細菌把營養素都吃掉了**，人體無法吸收養份，肌肉量自然怎麼練都練不起來。

首先，進行胺基酸測試，雖然他有固定補充蛋白質，但檢測結果顯示其體內的蛋白質明顯不足，進一步發現，同樣擁有 SIBO 的疾病。當我幫他把腸道狀況慢慢調整恢復平衡之後，他的體重就開始慢慢增加了。因此，等到 SIBO 問題治療妥善之後，再次幫他做了一次胺基酸測試，數值已經恢復正常，代表身體已經可以順利吸收蛋白質和營養素，肌肉量自然也就能獲得增長。

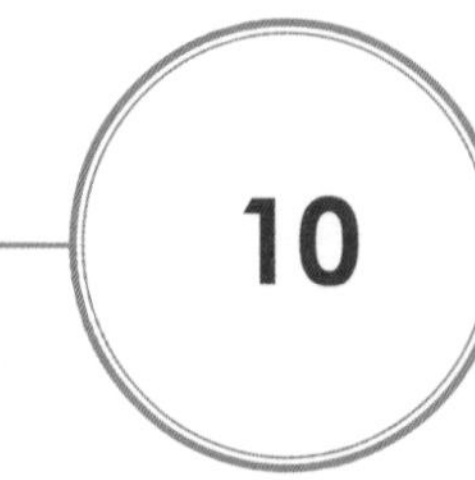

腸道發炎，難以察覺的病症 4

荷爾蒙失調

小腸菌叢過度增生不只會影響荷爾蒙指數的高低，還會影響荷爾蒙系統的代謝功能，一般前往婦產科或其他科別抽血，可能只會檢測荷爾蒙數值的高低。
然而，影響數值高低的根源，往往來自於腸道功能不良，導致這些代謝後的產物刺激荷爾蒙系統……

荷爾蒙失調 X 雌激素過低、黃體素不足的不孕現象

小腸菌叢過度增生破壞了荷爾蒙的平衡，常常也會造成女性患者月經紊亂、月經週期不規律等問題，有些則會形成雌激素佔優勢的現象。

一般臨床診斷時，談及雌激素與黃體素的高低，很少提到它是如何被代謝與排除的，因為功能作用結束之後，下一步就是排出體外，雌激素代謝作用完畢後，會經過肝臟解毒，最後透過糞便及尿液排泄出去。

當人體腸道系統功能不佳的時候，如小腸菌叢過度增生

或是小腸菌叢失衡，這些細菌就會激發一些酵素，把這些原本應該被代謝排出的雌激素產物，再度從體內釋放出來，使其重複被身體再吸收，這些被代謝完的產物仍舊有活性，但是對身體無益，甚至有害，當它再度被釋放出來，會刺激體內的荷爾蒙系統，使得雌激素過多，產生雌激素佔優勢的狀況。

因此，**小腸菌叢過度增生不只會影響荷爾蒙指數的高低，還會影響荷爾蒙系統的代謝功能**，一般前往婦產科或其他科別抽血，可能只會檢測荷爾蒙數值的高低，但影響數值高低的根源，往往源自腸道功能不良，導致這些代謝後的產物又跑回體內刺激荷爾蒙系統，進而造成女性的經期混亂（雌激素佔優勢的人，黃體素相對不夠）。由此可知，腸道健康對女性荷爾蒙扮演著關鍵角色。

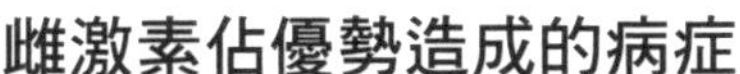

健康一點通

雌激素佔優勢造成的病症

雌激素佔優勢（Estrogen Dominance），泛指雌激素在體內對多過黃體素（Progesterone）所產生的不適現象，常見雌激素佔優勢症狀：

- 經前症候群
- 子宮內膜異位
- 乳房纖維囊腫

- 多發性卵巢囊腫
- 性慾減低
- 失眠
- 脹氣和水腫
- 體重增加
- 乳癌
- 卵巢癌
- 子宮癌
- 子宮肌瘤
- 甲狀腺功能障礙
- 憂鬱、焦慮、易怒
- 月經不規則或過多
- 偏頭痛、橘皮組織

◆門診案例：38 歲的不孕症女性

一般而言，不孕症的定義，是指男女雙方在沒有避孕的狀況下，超過一年以上沒有自然懷孕的話，就統稱為不孕症患者。

這個案例，是一名 38 歲的女性患者，曾經看過不孕症門診，也做過試管嬰兒，一般不孕症的門診檢查，通常會先從女生開始著手，之後才會請先生一同檢查，觀察精蟲的活動度。

這對夫妻在婦產科分別檢查的結果，發現太太有著多囊性卵巢症候群的問題，意指女性卵巢中卵子無法完全成熟，因而產生許多小顆粒，原因大多是濾泡刺激素（FSH）分泌不足，導致無法使卵子完全成熟，當然就沒辦法正常受孕，再加上黃體素的數值較低，等於是相對性的雌激素佔優勢。

前面曾提及單看荷爾蒙的數值，無法完全確認病患的問題所在，因此，當個案向我求診時，我會進行一系列荷爾蒙代謝檢查，發現她的雌激素代謝產物極高，通常發現雌激素代謝產物偏高的時候，就會猜測是否受到外來的荷爾蒙所影響，比如環境荷爾蒙等。

除此之外，自我檢測的問卷中，她也寫到平常患有噁心、胃食道逆流、腹部疼痛等症狀，每次用餐後，肚子跟下腹會有脹氣現象，放屁、腹瀉、便秘也經常交錯發生，腸道似乎已經陷入極大的危機。同時，白天時常感到嗜睡、容易疲勞，夜裡患有失眠困擾，還伴隨著注意力不足、記憶障礙、焦躁，在在都符合體內雌激素佔優勢的情形。

這對夫妻當初為了懷孕，相當注重生活作息和日常細節，平時會盡量遠離塵蟎等毒素，營養攝取上也相當講究，採取無麩質飲食法，可說相當養生。因此，當我看到她的雌激素代謝產物偏高，直覺認為可能不是生活習慣的關係，而是腸胃道出了問題。於是透過食物過敏檢測，以及 SIBO 的吹氣測試，發現的確是小腸菌叢過度增生的毛病。

◆治療面向

這名個案是位年輕女性，通常這類病人都有黃體素不足的問題，於是詢問她：「有沒有考慮補充一些荷爾蒙，或是直接補充黃體素？」

大多數人對於一開始就採用荷爾蒙療法，往往抱持著遲疑的態度，擔心可能會有致癌的風險，或是誘發乳癌的情形，加上病人想要繼續做試管嬰兒，不想採用該療法影響不孕症門診中的其他療程。於是，我告訴她：「妳的腸道也有問題，還是我們可以換個方式，嘗試從腸道著手調整。」徵求同意之後，就開始進行腸胃道的改善療法。

這位個案相當配合進行中的療程，並執行飲食控制，大約治療兩個月之後，整個荷爾蒙狀況就正常了許多。一般人很難想像荷爾蒙失調，竟然跟腸胃道有關係？只是這個案例比較可惜的是，即使幫她改善了腸胃道狀況，使荷爾蒙數值回復到正常，懷孕部分仍須求助其他科別的協助，透過做試管嬰兒來達成生子的願望，也因為身體養好了，一切盼望更有了相對美好的期待。

11 腸道發炎，難以察覺的病症 5

情緒失調

情緒失調，不應該單純只談腸胃道問題，還包含著其他許多面向，從腸道功能失衡，進而導致神經傳導物質失衡，以及荷爾蒙失調產生的情緒問題……還有一項原因，也是影響情緒疾病的主因，當身體的營養失衡，罹患憂鬱症或情緒困擾也將變多……

情緒問題 X70%的血清胺透過腸道分泌

最近有一種時興的研究理論，叫做**「腦腸循環」**（Brain-Gut Axis），其實就是在談腸道如何影響大腦的醫療觀念，有些人的生活壓力比較大，人體會自然而然改變腸胃道的菌叢分布，久而久之，當身體中的壓力過大，導致一些壞菌過度成長，或是菌叢過度增生，SIBO 的現象便發生了，並進一步造成後續種種情緒疾病。

目前已有許多研究指出，腸道除了消化、吸收以外，一些神經傳導物質也是在腸道內被分泌，因此，小腸菌叢過度增生或腸漏症，除了將導致消化、吸收不良、發炎、過敏等疾病外，對於人體神經傳導物質的釋放或生產，都會造成一些潛在問題。

人體內**大約有70%到80%的血清胺（Serotonin）是在腸道內分泌**，在正常的運作下，血清胺會讓我們情緒比較安定。因為血清胺的代謝速度很快，通常抗憂鬱藥物不是補充血清胺，而是讓它再回收利用，憂鬱症的人所服用的憂鬱症藥物，其中有一項，就是讓血清胺不要太快被身體代謝掉，並將其回收，能夠讓人遠離憂慮，進而維持情緒喜悅感受。

當小腸菌叢過度增生的時候，腸道上皮被破壞，腸道在發炎期間，會導致血清胺的濃度降低，沒辦法被腸道細菌合成出來，因此，當**小腸菌叢過度增生時，憂鬱症、焦慮的症狀就很可能找上門**。

當本身具有憂鬱或焦慮的狀況，如果此時追問並檢查患者本身是否患有腸道問題，大多數都會有相關症狀，例如厭食、暴食，因而進一步導致情緒上的顯現。

此外，體內的腸道環境，除了造成血清胺不足外，也會形成雌激素佔優勢的情況，雌激素佔優勢的狀態不僅跟荷爾蒙失調有關，也容易引起心情焦慮、躁動。因此，腸道不好所造成的憂鬱，可以歸因於兩者，第一在於神經傳導物質不足，第二則是荷爾蒙系統的失衡。

◆門診案例：嚴重憂鬱症的女性病患

根據門診經驗來談，找出一個實際上的情緒案例有其困難之處，因為診所有太多這類綜合性的情緒患者，其中大約70％以上都伴有腸道問題，同時，在情緒困擾的比例上，女性可說佔了大部份，我認為可能是荷爾蒙和血清胺雙重影響下的結果。

有一名案例本身即是嚴重憂鬱患者，腸道症狀相當明顯，然而當腸道問題被治療妥善後，憂鬱狀況並沒有改善多少，於是再次進行甲基化檢測，才發現是甲基化基因出現問題，因此開始著手改善甲基化的代謝功能，才緩解了個案的憂鬱狀況。

其實談到情緒失調，不應該單純只談腸胃道問題，還包含著其他許多面向和因素，從剛才所說的腸道功能失衡，進而導致神經傳導物質失衡，以及荷爾蒙失調產生的情緒問題……。其中還有一項原因，也是影響情緒疾病的主因，當身體的營養失衡，例如**銅跟鋅的比例**出現異常的時候，罹患憂鬱症或有情緒困擾的比例，也將比一般人高上許多。

另外，當人體中有助神經傳導物質代謝的微量元素，出現比例失衡的時候，也會容易產生情緒困擾，還好這個問題可以透過日常飲食加以改善，平時只要多攝取海鮮或綠色蔬菜，即可獲得調節。

◆治療面向

如果發現一個人患有憂鬱症或是情緒方面的疾病，同時伴隨著許多腸道問題時，就會懷疑患者可能有小腸菌叢過度增生或是其他問題，進一步測試並協助患者進行調養，如果發現情緒困擾未能獲得改善，接下來就要考慮其他因素，例如：影響女性甚鉅的荷爾蒙失調，除了干擾女性荷爾蒙的分泌之外，對於人體內的皮質醇也會產生嚴重失衡。

情緒往往是比較複雜的層面，不能倚靠單方面的判斷，只有當我們發現這些情緒問題的個案時，又伴隨著所謂的腸道病症，就可以嘗試先從腸道症狀開始改善，進一步找到疾病的根源，從源頭真正解開心頭之患。

自閉症 X 腸道間接影響情緒與社交關係

自閉症跟情緒其實是一體兩面的問題，因為自閉症的成因通常都與血清胺過低有著高度關聯，然而進行血清胺的補充時，需要仔細評估並查看體內含量，不可沒有醫囑就隨意補充。

通常來說，腸道疾病也會造成血清胺過低的情況，有些小朋友在 5、6 歲的時候，被家長發現好像不太愛說話，喜歡把自己關在家裡，也不喜歡跟他人接觸，此時除了精神科的診斷之外，也可以嘗試朝向腸道方面著手，進一步檢測。

由於血清胺透過體外直接補充時，容易被腸道排泄掉，難以直接到達腦部被運用，因此，精神科的用藥大部分都是

「**抑制回收**」，使身體不要把血清胺回收代謝，盡量留在體內，維持一定濃度。

◆門診案例：20 歲，窩居在家的女性自閉患者

這個案例的患者，自閉傾向已經維持了很長一段時間，難以根治，只能盡量改善，讓她能夠進步到與外界接觸、社交，能與家人一同出門聚餐的地步。

當她走進診間的時候，明顯表現出不想與人接觸的態度，一直躲在父母身後，想把自己藏起來，由於不願意出門，事前還特地先到她家進行抽血檢測，以便確認腸胃道的狀況，發現她的食物過敏很嚴重，家人緊接著才想辦法帶她來我的門診。

患者本身不太會敘述自身的病況，媽媽則說，她的肚子常常鼓脹起來，消化系統顯然不太順暢的樣子，因此也有便秘情況，於是進行吹氣測驗之後，證實患有小腸菌叢過度增生的問題。

◆治療面向

針對治療方式，其中之一就是請家人幫她避開所有食物過敏原，並且開始 SIBO 治療，療程大概進行了兩、三個月，她的情緒困擾慢慢有所改善了，媽媽轉述她的狀況：「她變得比較願意出門，也可以跟陌生人進行簡單的互動，個性比起以前開朗、外向許多，脹氣等腸道症狀也有所改善。」

但由於她的自閉症歷程已經長達一段時間，因此改善有

限，過去甚至有些精神科醫師也認為，自閉症患者長期處在自閉狀態，**神經發炎（neuroinflammation）**或腦部結構都會發生損傷、改變，而造成不可逆的傷害，因此診治自閉症患者的腸道問題，只能帶來輕微的正面改善，而沒辦法徹底解決自閉症的狀況。

有些自閉症患者的腸胃道可能長期處於發炎狀態，久而久之也會對身體造成影響，經過代謝之後，產生一些有毒、有害的物質，進而破壞腦部的結構，時間一旦拖長，自然形成不可逆的損傷。

有些可逆的狀況會發生在年幼的自閉症患者身上，我曾遇過一個 5、6 歲的兒童患者，當時尚未有 SIBO 的檢測，僅檢測出患者有腸漏症與嚴重食物過敏，食物過敏是形成小腸菌叢過度增生的原因之一，甚至荷爾蒙失調、自體免疫疾病都可能是源自食物過敏，因此，對於該患者，同樣進行了過敏原的飲食控制與腸漏症的 4R 療程。

這名年幼的患者治療完成之後，狀況就改善許多，除了腸道問題改善之外，自閉症問題也獲得長足的進步。然而，對於某些較為年長的自閉症患者來說，比如前述個案，除了營養素調理之外，可能還要搭配心理治療，才會有顯著的效果，否則單以生物的營養療法對於長期的自閉症狀態，效果可能依然有限。

Part 3

根治腸道，零失誤

SIBO 的治療與自體營養療方

SIBO 飲食主要需避開各種會被細菌大量發酵的成分，但同時為了維持人體均衡健康，必須規劃特殊飲食。

不論是哪種飲食控制，共同的目標都是希望能在一定期間內修復好腸道功能，並將禁食的食物慢慢重新導入。透過完整的修護過程，才能真正建立符合個人需求的理想飲食方式，達到長期的腸道健康維護。

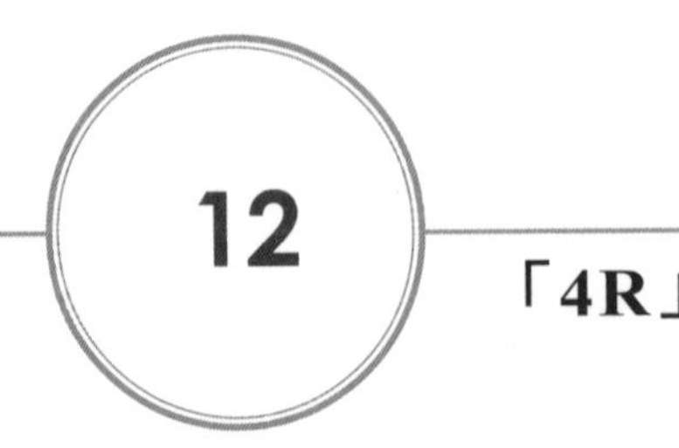

「4R」

腸道修護的營養醫學

4R 只是一個概念，不一定要按照順序，像是修復的動作，可能會在治療第三週就開始進行，一路到後面的保養階段。正因為 SIBO 有兩種型態，一種是氫氣型，一種是甲烷型，不同的治療，可以擁有不同的選擇。

關於小腸菌叢過度增生的治療，例如 4R 或 5R，前面已經稍微提過了一些營養療程，這裡再進一步探討 4R，大致上可以分成四個階段：

第一個 R —— Remove（移除）

在小腸菌叢過度增生的治療當中，排除是指排除過敏原與細菌，這部分需要進行檢測，瞭解哪些是會讓自己過敏的食物，同時徹底排除過敏食物。

排除細菌，則是因為小腸菌叢過度增生的問題出自於細菌過多，所以要滅菌，使其維持在一個正常量，另外，在治療期間需要多次進行吹氣檢測，希望數值控制在正常值，不要有細菌過度增生的狀況出現。

治療方向，主要依靠飲食與抗生素，抗生素又分兩種，分別是植物性跟藥物抗生素，我通常採用植物性抗生素，如果殺菌效果不佳，才會考慮藥物抗生素。

依據臨床經驗，使用**草本性的抗生素**，就能達到良好的效果，幾乎用不到藥物抗生素，雖然草本抗生素殺菌需要兩到三個月，藥物抗生素大約只要一個月，但是衍生的後遺症遠比想像的還高，程度也因人而異。因此，在此階段選擇抗生素的種類，就顯得十分重要。

第二個 R —— Replace（替代）

小腸菌叢過度增生的患者，大部分的症狀都是自覺消化功能不佳，時常感到脹氣、打嗝等，同時伴隨著腸漏症等腸胃道疾病，此時會先幫病人補充消化酵素，幫助病人提升消化、吸收功能，藉以取代身體裡面不足的部分。

第三個 R —— Reinoculate（再接種）

再接種指的是提供病人益生菌，因為在第一階段的時候，不管好菌、壞菌都被療程殺光了，因此要回補益生菌，把好的菌種重新接種回去，特別要注意的一點，此階段必須確認菌種已經完全被殺光的狀況下，才可以進行再接種的動作，不然過多的菌都還沒被殺完，再度放入益生菌，就會使細菌繁衍增多，嚴重可能導致療程前功盡棄。

第四個 R —— Repair（修復）

此階段為修復腸黏膜，採用許多天然食材進行修補。整體基本的療程大原則，不脫以上四個 R，有些時候可能還會談到第五個 R，即是 Rebalance（再平衡），亦即病患必須消除壓力，達到身心靈的再平衡。

以醫療的角度來講，通常只會提到 4R，因為其中包含著營養補充品與藥品的輔助搭配療方，第五個 R 則比較偏向靈性方面的層次，建議病患嘗試瑜珈、冥想、聽輕音樂等，屬於自我身心放鬆的領域。

通常在 4R 的療程中，第一個月就會進入第一個 R，移除過多的細菌與過敏原，同時補充活性碳，用以吸附一些療程中所衍生的產物，避免產生**赫氏反應**。

第二個 R 則會在第三週開始進行，我自己會視各別患者的病況，有些人可能消化很差，那麼就挪到第一週便開始使用，與排除一同搭配，且兩個 R 並不會互相衝突。因此，有些患者的第一個月，就會進行移除跟替代幫助消化，避免食物停滯在腸胃道，導致持續發酵，同時把這些細菌移除乾淨。

健康一點通

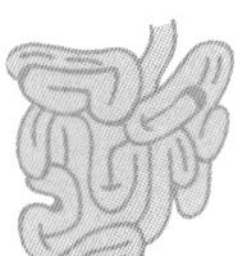

赫氏反應（Jarisch-Herxheimer reaction）

當人體內進行殺菌工作時，可能會產生一些殘渣，殘渣就會誘發免疫系統更為旺盛，使身體產生更不好的反應，最初期的症狀，即是所謂的赫氏反應（Jarisch-Herxheimer reaction）。

進行治療時，醫生們都會想盡辦法減少赫氏反應的出現，而我的方式是加入一些活性碳，讓活性碳吸附這些物質，並隨著糞便排放出來，所以這些病患在治療的時候，會發現那陣子的排泄物都偏向黑色，正因為裡面含有活性碳所夾帶出的殘渣，或是加強肝臟排毒的能力，促進殺菌殘餘物排出。

比較特別是細菌的部分，正如同人類有求生欲望，這些細菌也渴望一直待在人體的腸胃道，不想被殺掉，此時，它們會自行分泌一種生物薄膜，把自己包覆起來，避免抗生素入侵破壞。

因此，有些人的細菌比較頑強、難以處理，如果進一步執行更為精細的實驗，就會發現病人的 SIBO 症狀是由哪些腸道內的菌種產生，那些菌則是容易分泌生物膜的種類。如果發現體內有此菌種，通常會再吃額外的營養品與酵素，針對這些生物膜進行分解。另外，此時也可使用腸道蠕動劑，如此一來，進行第二個 R 之前，就能讓腸道快速的移動，減少殘渣或食物停留在腸道中發酵。

腸道蠕動劑有分為藥物（例如：紅黴素）跟草藥類（例如：薑、肉桂、薄荷），都是很好的品項，可以刺激消化酵素跟膽汁分泌，消化之餘，也能令排泄正常、促進腸道蠕動。

進行第一個 R 的時候，為了移除過敏原，也會盡量請病患食用植物性或藥物抗生素，此外，天然食物的足量攝取也是十分重要的一件事。黃連、大蒜的蒜素、奧勒岡草、丁香、石榴、松盧、胡羅皮，這些都是一些小碧鹼科植物，可作為天然草藥。當患者屬於**氫氣型 SIBO 病患**時，含有黃連的小碧鹼科植物就能達到良好的功效；而大蒜素，則對於**甲烷型的 SIBO** 效果會比較好。

假使有些人的症狀比較嚴重的話，還會增加分解生物膜的藥物，以及消化酵素，大概進行到第三週的時候，會再加入布拉氏菌。

只是不管是採用哪種抗生素，長期服用都會造成人體容易腹瀉，甚至發生**偽膜性的大腸炎**，它是艱難梭菌（Clostridium difficile）的過度增生所致，根據目前研究指出，**布拉氏菌對於服用抗生素所引起的一些腹瀉，具有治療效果。**

通常在第二週到第四週之間，不再提供其他益生菌給病人，只會單獨給予布拉氏菌，正是因為布拉氏菌可以抑制艱難梭菌的過度增生。有些旅行者若是突然發生腹瀉的症狀，其實可以嘗試服用布拉氏菌，即可達到緩解的效果。

過了第一個月之後，如果發現情況有比較改善之後，就會進入第三個 R ——再接種，同時也會於此時修補腸黏膜，嚴格說起來，甚至會讓有些病患提前在第三週或執行殺菌的階段，就開始修補腸黏膜，使用**麩醯胺酸、去甘草甜素的甘草酸、肌肽鋅、魚素皮、蟹皮素、魚油、薑黃等物質，都能夠幫忙腸道黏膜的再生修復**。

由此可知，4R 只是一個概念，不一定要按照順序，正因為 SIBO 有兩種型態，一種是氫氣型，一種是甲烷型，不同的治療，能有不同的選擇，醫師可以評估各別病患的情況，也許在治療第三週便開始進行修復的療程，一路走到後面的保養階段，甚至第二個月、第三個月，持續進行身體的復原工程。

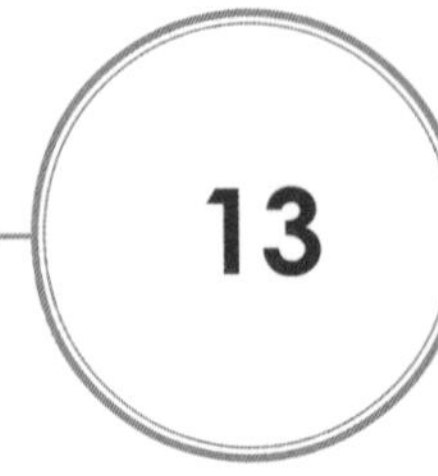

吃對營養素，

幫助修護腸黏膜

甘草在傳統中、西草藥學中，常常作為鎮痛劑使用，可以幫助緩解消化道潰瘍等消化道發炎症狀和慢性胃食道逆流。
長時間服用較高劑量的去甘草甜素甘草，可以為腸道慢性發炎提供有效的治療和保護。

過去對於腸道黏膜修復的營養素，大多用在癌症治療的病人，其中又以**麩醯胺酸（Glutamine）**為人們所熟知。

麩醯胺酸提供腸細胞再生所需要的能量，幫助腸道上皮因為癌症治療造成的腸道黏膜損傷。過去的觀念總認為，腸道上皮細胞再生的速度很快，沒有必要額外補充營養素，來加強腸黏膜修復。事實上，若是腸道處於慢性發炎的狀態，黏膜上皮並無法正常的再生，加上現代不良的飲食習慣，許多幫助黏膜修復的營養素無法從食物中百分百攝取與正常吸收，因此，就有額外補充的必要性。

以下，介紹幾種目前常用的黏膜修復營養素：

1、肌肽鋅（zinc L-carnosine）

一種由鋅和 L- 肌肽組成的螯合物，可恢復細胞間緊密連接，減少慢性發炎導致的腸道通透性增高，也可以刺激黏液分泌保護腸道，發揮抗氧化和抗發炎作用。在日本醫學界，肌肽鋅通常用於治療胃潰瘍。

臨床研究發現，患者使用吲哚美辛（indomethacin，非類固醇消炎止痛藥）治療時，會造成腸道通透性增加三倍，如果用吲哚美辛合併肌肽鋅，患者治療後的小腸通透性不會增加，因此，這就表示肌肽鋅能夠抵消吲哚美辛引起的小腸損傷。

此外，透過一項隨機對照試驗結果得知，三十一名頭頸部腫瘤患者在放療或化療後接受肌肽鋅口腔沖洗，結果發現，肌肽鋅能夠顯著**降低口腔黏膜炎**相關症狀的發生率，如疼痛、口乾和味覺障礙。另外，在安慰劑對照試驗中，有十八名潰瘍性結腸炎患者使用肌肽鋅作為灌腸劑，內視鏡的評分也有了顯著改善。

2、去甘草甜素甘草（Deglycyrrhizinated Licorice）

甘草在傳統中、西草藥學中，常常作為鎮痛劑使用，可以**幫助緩解消化道潰瘍等消化道發炎症狀，和慢性胃食道逆流**。長時間服用較高劑量的去甘草甜素甘草，可以為腸道慢性發炎提供有效的治療和保護。

3、榆樹皮（Slippery Elm）

傳統上，使用榆樹皮可以治療腸胃道和呼吸系統。榆樹皮的黏液，是舒緩鎮痛的主要成分，不僅可以包覆腸道，還可以讓黏膜變厚，並且透過引起消化道神經末梢的反射刺激，導致黏液分泌增加，進而保護腸內襯。

4、 L- 麩醯胺酸（L-Glutamine）

麩醯胺酸是腸道上皮細胞的主要能量來源，尤其是在小腸。麩醯胺酸也有助於建立健康的肌肉，並在壓力期間支持免疫功能。在癌症患者中，由於腫瘤細胞會與宿主形成競爭型態，大量消耗麩醯胺，使得體內麩醯胺酸被耗盡，同時，化療造成腸道吸收能力變差，以及腸道通透性惡化等狀態，這些都會導致後續腸黏膜損傷。

臨床試驗中，研究發現如果食道癌患者口服補充麩醯胺酸，可以**降低化療期間的腸道通透性**，麩醯胺酸還可以進一步**提高腸胃道吸收營養素的能力**，這對特別需要營養物質進行修復的恢復期、短腸症候群，以及克隆氏症的患者相當重要。

5、槲皮素（quercetin）

槲皮素可以用來抑制抗原誘導的組織胺釋放，並反過來幫助**調節胃酸分泌**，槲皮素也具有對免疫系統中，樹突細胞功能的免疫調節作用。

6、N- 乙醯葡萄糖胺（N-Acetyl-Glucosamine）

乙醯葡萄糖胺，是一種能夠**修補腸壁**，避免腸壁因感染、老化，或其他原因而流失結締組織。小腸黏膜細胞製造大量的黏液至小腸腔中，以保護黏膜細胞，並幫助消化後的食物前進，通過腸道，乙醯葡萄糖胺則存在於葡萄胺聚醣，是小腸黏液分泌物中主要的結構成分，同時也是結締組織的主要結構成分。

患有發炎性腸道疾病的患者，無法充分進行將葡萄糖胺轉換乙醯葡萄糖胺的反應，補充這些胺糖類，對維持葡萄胺聚醣的合成，以及小腸黏液的製造，深有助益。因此，腸胃道的營養品通常會使用乙醯葡萄糖胺，非硫化葡萄糖胺（glucosamine sulfate）則並不常見。

7、半乳寡糖（Galacto-oligosaccharides）

寡糖有類似水溶性膳食纖維的功能，能促進腸蠕動，改善便秘、腹瀉等問題。**寡糖因為分子較大，細菌不容易分解利用，所以不會引起蛀牙**。另外，寡糖難消化，經由人體攝取後，血糖值也不會馬上增高。

8、阿拉伯糖膠（Acacia Fiber）

阿拉伯糖膠是一種良好的益生質膳食纖維，不會在腸道被消化，可以被大腸中的有益菌利用發酵，提供酸性環境以利嗜酸性的益菌，如：乳酸桿菌及雙叉乳桿菌的生長，並且產生短鏈脂肪酸，幫助大腸的水分吸收，以及維持正常的糞便軟硬度。

它同時可被大腸黏膜細胞作為能量來源，例如醋酸、丙酸及丁酸，能提供腸道益生菌繁殖，搭配益生菌補充，還可以改善排便狀況，滋養腸道環境，降低毒素囤積與微生物過度增生。有些研究顯示，補充半乳寡糖可增加結腸益菌的數目，並同時減少害菌數量。

14 小腸菌叢過度增生（SIBO）的飲食治療概念

SIBO飲食主要需避開各種會被細菌大量發酵的成分，但同時為了維持人體均衡健康，必須規劃特殊飲食。因此在 SIBO 飲食中，很多時常被認為「健康」的食物，會被細菌用以發酵，造成腸道黏膜破壞或各種不適症狀，必須避免攝取或是降低食用量。

「餵養人體、餓死細菌」——小腸菌叢過度增生（SIBO）的飲食治療概念

小腸菌叢過度增生（SIBO）的飲食治療較為複雜，不像一般常見到的飲食理論以調整三大營養素比例，或是調整熱量達到理想目標。相反地，SIBO 的飲食必須達到**「餵養人體、餓死細菌」（Feed the person, starve the bacteria.）**這樣特殊的目的性。

SIBO 飲食主要需避開各種會被細菌大量發酵的成分，但為了同時維持人體均衡健康的需求，必須規劃特殊飲食。因

此在 SIBO 飲食中，很多時常被認為「健康」的食物，在腸道細菌過多的情況下，反而會被細菌用以發酵，造成腸道黏膜破壞或各種不適症狀，必須避免攝取或是降低食用量。

如此一來正好可以解釋，為什麼近代人們開始重新反思，過去我們認為健康的食物，是否真的健康？

從以下幾種狀況，檢視自己是否有 SIBO 的徵象：

1、因為其他疾病而服用抗生素時，感覺腸胃道症狀減輕？

2、服用益生質，例如：奇亞籽、亞麻籽等食物，反而會加重腸胃道問題？

3、吃進高纖維的食物，反而使便秘變得更為嚴重？

4、慢性缺鐵，卻找不出任何原因？

5、飲食吃低糖或是生酮飲食時，會自覺狀況變好？

6、即使奉行無麩質飲食，也無法改善乳糜瀉？

如果有上述症狀，則建議做進一步精確的檢測，確診有 SIBO 後，就必須對這些容易被細菌發酵的食物，進行短期的禁食或減量。

SIBO 在飲食的選擇和控制上，有相當多細節需要顧及，例如：一個人的 SIBO 有多嚴重，是便秘型、腹瀉型，甚至是綜合型的 SIBO ？是否已經有其他臨床疾病被診斷，例如自體免疫疾病，或是同時有腸黏膜受損的問題？這些都會影響到飲食控制的嚴格程度以及期間長短。

因此，尋找一位可以診斷不同 SIBO 類型和階段的醫師，以及長期配合、協助調整飲食的專業營養師，是相當重要的一件事。

◆掌握 SIBO 飲食治療時機

很多 SIBO 的個案已經有其他臨床上的疾病診斷，例如自體免疫疾病、腸躁症、反覆感染等問題，所以 SIBO 通常以抗生素或是草藥治療為主，而飲食為搭配輔助。

因此，使用飲食治療的時機和目標，大抵有下列幾種：

1、作為主要治療方式：通常在沒有使用抗生素或草藥時使用，可以舒緩症狀；但當已經有腸漏或是其他診斷時，建議搭配抗生素或草藥的方式治療。

2、作為輔助治療：搭配抗生素或草本抗生素，可以改善治療效果。

3、作為癒後修復：抗生素治療後，當作為期一個月的腸道黏膜修復治療，讓腸道內膜有足夠時間，用以修復 SIBO 所造成的損傷。

4、作為預防 SIBO 復發的長期性治療。

歐美國家的臨床經驗，已經針對腸躁症、腸道相關精神情緒問題、各種腸炎，發展出了幾種飲食治療模式，而這些問題，往往同時與 SIBO 有關。這邊整理出四種，目前已有研究證實療效並應用在臨床上的飲食療法：「減敏飲食」、「低 FODMAP 飲食」、「特定醣類飲食」、「腸道與心理症候群飲食」。

實際上在運用時，應該根據病情嚴重程度選擇不同的飲食方法，例如：先以減敏飲食為主，如果不足以改善症狀，再進入低 FODMAP 飲食；如果低 FODMAP 飲食無法改善腸躁症的症狀，或是有腸炎發生，就使用特定醣類飲食。另外，如果合併有精神情緒方面的問題，則建議用腸道與心理症候群飲食。

這些飲食療法將於後面一一介紹，不過，當牽扯到不同的疾病診斷，需要辨識不同食物的不良反應，過程有些複雜，因此最後提供了綜合原則版本的在地飲食方法，讓讀者更容易自己參考食譜，在家執行。

不論是哪種飲食控制，共同的目標都是希望能在一定期間內修復好腸道功能，並將禁食的食物慢慢重新導入。過程中可以透過營養師的協助，辨認適合自己或是不適合的食物，稱作「再導入飲食」。經由這個過程，才能真正建立符合個人需求的理想飲食方式，達到長期的腸道健康維護。

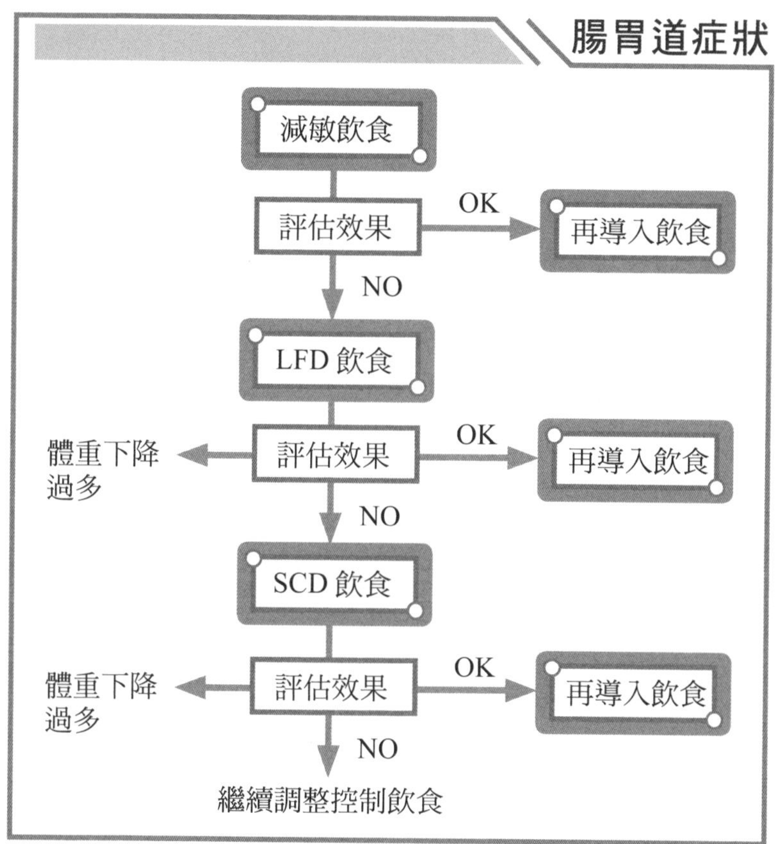

減敏飲食（Elimination Diet）

減敏飲食是目前大家最為熟知的飲食方法，可以針對過敏、免疫問題，或是腸漏症等問題，提供一定程度的症狀改善。

首先，我們會先詢問病人是否知道哪些食物會觸發症狀，也許病患原本已經知道自己對牛奶不耐、喝酒會發疹等，再根據檢測結果，確切了解會引起病人免疫反應的食物來源。

一些常見會引起急性過敏的食物，比如：蝦、蟹、草莓；或是牛奶、雞蛋和小麥這些**誘發 IgG 引起的延遲性敏感反應**，依據醫生對於病患疾病階段的評估，來決定飲食控制的程度，從降低攝取量到嚴格控制三至六個月的禁食，每個人的需求不同，建議有不同的「減敏飲食」規劃。

1、儘可能避開所有已知、會觸發 IgE 的急性過敏來源。

2、評估可能缺乏酵素而造成自己不耐受的食物，例如：乳糖不耐受或高組織胺的海鮮不耐受。

3、檢測是否有 IgG 觸發的延遲性敏感反應，也就是俗稱的「慢性食物過敏」，台灣常見的來源有牛奶、雞蛋。

4、按照醫師的診斷，以輪替飲食的方式降低攝取量，或是限定期間禁食。

醫師評估病患的狀況，如果只是一般輕微問題，考慮到營養均衡，不會太嚴格限制飲食。如果 IgG 觸發的延遲性敏感反應報告結果為輕度或中度，可以用「**輪替飲食**」的方法，將引起免疫反應的食物，每三天一間隔食用。

主要目標是**降低攝取的頻率，減輕消化的負擔，訓練身體對食物的耐受性**。

◆輪替飲食範例（四天）：

如果報告檢測出對雞蛋、牛奶、起司、鰻魚、杏仁、海帶有延遲性敏感反應，為觸發 IgG 免疫反應的食物。

	第一天	第二天	第三天	第四天
奶類		牛奶、巧達起司		羊奶
雞蛋	蛋白、蛋黃			
肉類	雞肉	牛肉、羊肉	鴨、鵝	豬肉
魚類	鱈魚	鮭魚、鱒魚	鰻魚	鮪魚、鰹魚
澱粉	小麥、大麥	稻米、小米	燕麥、黑麥	玉米
豆莢類	綠豆、四季豆		豌豆、花豆	
堅果	核桃	葵花子	杏仁	腰果、開心果
蔬菜	韭菜、空心菜	花椰菜、油菜	A 菜、胡蘿蔔	彩椒、茄子、菠菜
菇類	蘑菇、香菇		木耳	海帶
水果	柑橘類	木瓜	芭樂	鳳梨

減敏飲食相當簡單，也比較好執行。曾有一位30歲女性，在門診主訴體重逐年增加，生理期不規則、經前症候群嚴重，有非典型多囊性卵巢症候群，連帶著總膽固醇指數也開始異常上升，病人甚至開始擔心會有不孕的問題。

當我幫她做慢性食物過敏的檢測時，報告測出對非常多食物都有延遲性敏感反應。根據臨床經驗，列出了需要控制的食物項目，並以她的飲食和烹飪習慣作為參考，提供了幾種簡單的食物。

結果在短短十天的飲食控制下，審視飲食紀錄和飲食控制前後的症狀，發現將近一半的症狀都已獲得改善，頭痛、肌肉痠痛、肌肉僵硬、眼睛發癢的問題，通通都消失了。

根據檢測結果列出的禁食清單：

牛奶、雞蛋、小麥（勾芡、裹粉）馬鈴薯、玉米、黃豆及黃豆製品、薏仁、花豆、葵花子、核桃生薑、筍、海鮮類（九孔、蛤、魷魚、牡蠣）。

減敏飲食示範菜單			
餐次	食物名稱	份量	重量（g）
早餐	白飯	1/2 碗	50
	海帶	1	15
	青江菜	1 盤	310
	味噌	1 大匙	18
	白芝麻油	1 大匙	5
早點	杏仁粉	1	7
午餐	白飯	3/4	150
	豬大里肌	1 掌心大	70
	空心菜	1 盤	155
	甘藷葉	1 盤	125
	大豆油	1 大匙	5
	白芝麻油	1 大匙	5
午點	優格	1 杯	240
	北蕉	1 根	124
晚餐	白飯	3/4 碗	150
	黑芝麻粉		8
	茼蒿	1 棵	220
	台灣鯛魚片	2 片	80
	沙拉油	1 大匙	5

健康一點通

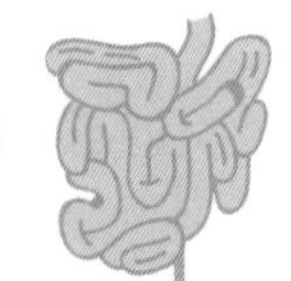

荷爾蒙失調、情緒異常，
與腸內菌種失衡有關！

目前有很多臨床研究指出，荷爾蒙代謝、情緒異常、疲倦等疾病，都可能和腸內菌種失衡、腸胃消化功能不佳，以及腸黏膜通透性改變有關。

在醫師的指導下，藉由控制會刺激免疫反應的食物類型，可以減輕身體的負擔，改善眾多看似與腸胃道無關的症狀。

低 FODMAP 飲食
（Low in Fermentable Oligosaccharides Disaccharides Monosaccharides And Polyols Diet, LFD）

減敏飲食並非萬用，有些減敏飲食對於病人的腸胃道症狀沒有明顯幫助，或是有些病患的疾病階段較為嚴重，被診斷為腸躁症，藥物難以控制，甚至嚴重影響到生活品質，干擾體內營養素的消化吸收，造成免疫系統的負擔時，就需要更進一步的特殊飲食來規劃。

Gibson 和 Shepherd 在 2005 年發表的低 FODMAP 飲食（Low in Fermentable Oligosaccharides Disaccharides Monosaccharides And Polyols Diet, LFD），目前已經有多個研

究證實可以改善腸躁症。

低 FODMAP 飲食的主要原則是減少含有可發酵性的寡糖、雙醣、單醣，以及多元醇的食物，以達到減輕腸道症狀的飲食方式。簡單而言，透過避開所有穀類、豆類、澱粉蔬菜等食物，降低糖類在腸道發酵而造成不適症狀的情形。

由於 SIBO 是造成腸躁症的一個主要因素，因此很多專家會使用低 FODMAP 飲食來搭配 SIBO 的治療，希望能同時減少短鏈糖類，而降低細菌的營養來源，只要減少，就能避免細菌持續發酵所造成的組織受損情形，而達到更好的治療效果。

低 FODMAP 飲食，需要避開下列食物：

◆含有大量果糖的食物

- 水果：蘋果、芒果、西瓜、沙梨、西洋梨、天然果汁、罐頭水果、水果乾
- 甜味劑：果糖、高果糖玉米糖漿、玉米糖漿

◆含有乳糖的食物

- 乳製品：牛奶、羊奶、優格、卡士達醬、較未熟成的起司（茅屋起司、奶油、奶酪、馬斯卡彭起司、里考塔乳酪）

◆含有果聚糖的食物

- 蔬菜：蘆筍、甜菜根、茄子、韭菜、秋葵、花椰菜、

抱子甘藍芽、甘藍、茴香、大蒜、洋蔥、紅蔥頭、蔥

- 穀物：小麥和黑麥麵包、薄餅、餅乾、庫斯庫斯、麵食
- 水果：釋迦、柿子、西瓜
- 甜味劑：菊糖

◆**含有半乳聚糖的食物**

- 豆類：烤豆、鷹嘴豆、蠶豆、菜豆

◆**含有多元醇的食物**

- 水果：蘋果、杏、酪梨、沙梨、油桃、桃、西洋梨、李子、黑莓、櫻桃、荔枝、西瓜
- 蔬菜：花菜、綠甜椒、蘑菇、甜玉米
- 甜味劑：山梨醇、甘露醇、異麥芽酮、麥芽糖醇、木糖醇

有鑑於有些病患無法藉由「低 FODMAP 飲食」理想地控制症狀，2015 年 Böhn 等人在《Gastroenterology》期刊發表的研究提出，「低 FODMAP 飲食」和傳統腸躁症膳食療養建議的控制效果相似；也就是說，對於 SIBO 和腸躁症的患者而言，**除了食物種類的控制外，飲食的行為也相當重要**，應該嚴格遵從下列原則：

1、規律少量多餐，每天三正餐、三點心。

2、每次用餐都避免吃太多或太少的情況，同時避免任何可能造成過餓或是過飽的情形發生。

3、將含有膳食纖維的食物分配在不同餐次，避免一次吃

下太大量的蔬菜，減少對腸胃道的負擔或刺激。

4、主食類以「無麩質飲食」（Gluten Free）為主，以避免攝取到大量的果聚醣。

5、每天以兩份水果為限，每次食用一份，兩份之前須間隔二至三個小時。

6、在心情平和的情況下充分咀嚼食物；減少食用高油或辛辣的食物、咖啡、酒精、高麗菜和豆類，避免消化不良或是脹氣。

7、其中須特別注意避開洋蔥及大蒜，以免刺激腸躁症發作，尤其外食時，應特別詢問湯底是否有包含洋蔥或大蒜。

8、禁止飲用碳酸飲料、嚼食口香糖，以及任何含有醇糖的東西，避免增加額外的氣體。

低 FODMAP 飲食建議可食清單	
水果	香蕉、榴蓮、百香果、葡萄、奇異果 藍莓、蔓越莓、草莓、覆盆子 哈密瓜、蜜瓜、甜瓜、木瓜 檸檬、萊姆、橘子、柳橙、葡萄柚
蔬菜	苜蓿、綠豆、豆芽、竹筍 蕪菁、大頭菜 白菜、菜心、菠菜、萵苣 胡蘿蔔、芹菜、佛手瓜、櫛瓜 紅甜椒、萻薘菜、番茄 夏南瓜、南瓜、馬鈴薯、地瓜、芋頭、山藥
香料	羅勒、奧瑞岡、墨角蘭、薄荷、巴西利 迷迭香、百里香、香茅 香菜、薑、辣椒
乳製品及替代物	無乳糖牛奶、無乳糖優格 燕麥漿、米漿、豆漿 義式冰淇淋、水果雪酪 硬起司、布利乾酪、卡芒貝爾乾酪 用橄欖油替代奶油
穀類	無麥麩麵包或穀片 純斯佩耳特小麥麵包 米、燕麥、玉米粥 葛粉、小米、歐車前子、藜麥 高粱、木薯

特定醣類飲食（Specific Carbohydrate Diet ™ , SCD）

如果已經經歷過減敏飲食、低FODMAP飲食或傳統膳療，依然無法改善病患的症狀，目前也有發展出一種針對腸內細菌增生的飲食建議，這個方式是由生化博士 Elaine Gottschall 創立的「特定醣類飲食」。

Suskind 等人在 2014 年發表了《Journal of Pediatric Gastroenterology and Nutrition》的研究指出，七個被診斷為克隆氏症的小孩，接受特定醣類飲食三個月後，不但腸道症狀大幅減輕，抽血的發炎指標也都恢復正常或是顯著改善。

另一位 Olendzki 則是在《Nutrition Journal》上發表的研究，針對有克隆氏症或潰瘍性腸炎的成人，接受飲食治療介入的二十七人中，有二十四人獲得顯著改善。因此，特定醣類飲食被認為適用小兒克隆氏症、雙醣酶缺乏症或是腸內菌失衡等症狀。特定醣類飲食在實際治療上有七大目標：

1、支持消化吸收功能

2、降低發炎

3、減緩敏感

4、平衡腸內菌

5、修復腸漏

6、限制特定類型的醣類

7、降低毒素累積

特定醣類飲食，主要針對食物中的澱粉，避開穀類、糖、乳糖、澱粉類蔬菜等食物，並且以未加工的食物為主；如果懷疑有酵母菌過度增生的情況，也必須限制菇類的攝取量。

特定醣類飲食的飲食建議，以新鮮的蔬菜、豆類，肉類和水果為主，若是臨床上遇到病程比較嚴重的病患，則通常會區分成四個階段，循序漸進地調整飲食，以達到修復腸黏膜，恢復原有消化功能的目標。

特定醣類飲食原則		
	可食	禁食
穀類	無	小麥、大麥、玉米、黑麥、燕麥、米、蕎麥、小米、黑小麥、布格麥、斯佩爾特、藜麥
肉	蛋、雞肉、火雞肉、牛肉、豬肉、野味、羊肉、魚	加工肉品如火腿、香腸、熱狗、午餐肉
蔬菜	新鮮或冷凍的蔬菜	可能添加糖、加工添加物或保存劑等的罐頭蔬菜
澱粉	無	所有根莖類澱粉例如馬鈴薯、地瓜、山藥、蕪菁、玉米澱粉
水果	新鮮或冷凍或任何無添加的水果、水果乾	通常會加甜味劑、保存劑和加工添加物的罐頭或是水果汁

	可食	禁食
乳製品	奶油、酥油、乾凝乳茅屋起司、自然熟成30天的起司（自製）	市面販售優格、牛奶、加工起司以及瑞可達起司、莫茲瑞拉起司、茅屋起司、奶油奶酪、菲達起司、加工起司和塗醬
堅果	無額外加上奶油、鹽或麵粉的堅果	
豆莢	乾海軍豆、扁豆、豌豆、利馬豆、四季豆	黃豆、鷹嘴豆、豆芽、綠豆、蠶豆、雞豆
香料	所有單純無混合的香料	所有有添加抗結塊劑的粉，例如咖哩粉、洋蔥粉和大蒜粉
飲料	淡茶或咖啡、水、礦泉水、蘇打水、不甜的葡萄酒、琴酒、威士忌、波本、伏特加	即溶咖啡、市售果汁、牛奶、汽水、甜的葡萄酒、調味利口酒、白蘭地、雪利酒
甜味劑	蜂蜜	任何種類的糖（如蔗糖）、糖漿（楓糖漿）或人工甜味劑

腸道與心理症候群飲食
（Gut and Psychology Syndrome ™ diet, GAPS）

隨著自閉症、過動症等精神情緒問題，在全世界的盛行率逐年攀升，也有更多臨床研究指出腸道健康和精神情緒的相關性。現今國內也有越來越多專家開始重視神經疾病的腸胃道調養，像是帕金森氏症、阿茲海默症等疾病。

娜塔莎·坎貝爾-麥克布萊德博士（Dr. Natasha Campbell-McBride）建立了「腸道與心理症候群飲食」，在她的著作《腸道與心理症候群飲食（暫譯）》（GAPS Diet）當中介紹，這樣的飲食療程，目的是透過重建體內的友善細菌，藉以促進腸道菌群的平衡，她在英國的診所成功治療了許多幼童神經方面的疾病，包括自己的自閉症兒子。

相較於其他種類的飲食，**腸道與心理症候群飲食特別限制酪蛋白的攝取**，因此會嚴格禁止牛奶和乳製品；另外，對於其他飲食限制的發酵蔬菜，在腸道與心理症候群飲食反而認為對於自閉症的治療有不錯的幫助，因此會建議視症狀攝取適量的發酵蔬菜。

近年來流行的大骨湯，腸道與心理症候群飲食也建議可以每餐食用，對於自閉症的治療可能會有不錯的效果。

腸道與心理症候群飲食原則	
穀類	無
肉	新鮮的蛋、肉類（無醃製）、魚、貝類 每餐搭配燉湯 用油或水的罐頭魚
蔬菜	以煮熟的新鮮蔬菜為主，一些生菜 燉菜、醃菜（不加添加物）
澱粉	無
水果	所有新鮮和乾燥水果
乳製品	天然起司 手作優格
堅果	杏仁、酪梨、巴西堅果、榛果、核桃、栗子、堅果粉、花生、堅果醬
豆莢	利馬豆、豌豆
香料	所有單純無混合的香料
飲料	水、茶 偶爾琴酒、蘇格蘭威士忌、不甜的葡萄酒 醋
甜味劑	蜂蜜

SIBO 飲食和其他飲食方式的差異

上述三種飲食方式相當接近，只有在細節上有些出入。

有些人可能會覺得這類飲食理論和原始人飲食（paleo diet）相似，但其實在細節上仍然有些不同。

雖然 SIBO 飲食也是避開澱粉類食物，主要是為了減少多糖、寡糖、雙醣含量的食物，以及糖和甜味劑，也建議避開含有乳糖，以及高纖維含量的食物，但可以適量使用單醣的蜂蜜。這些都是為了降低細菌的繁殖，加快修復腸道黏膜，而不是針對熱量代謝、血糖調節等目的。

SIBO 飲食的目標是減輕腸胃道的負擔，舒緩並協助消化功能，以治療 SIBO。所以與原始人飲食相反的是，建議以好消化吸收的煮熟、去皮、去籽，以及打泥的蔬菜水果為主，避開沙拉等生冷的蔬菜水果，直到消化吸收功能修復好為止。

SIBO 飲食和原始人飲食還有一個較大的差異，在於對牛奶和乳製品的限制。一般 SIBO 時會限制含乳糖的食物，以避免脹氣或是消化不良，加重腸道的負擔；但如果病患因為 SIBO 飲食限制造成體重下降過多，考慮到熱量的攝取、穩定體重且增加食慾，在本身長期對乳製品的耐受性佳的情況下，還是可以適量攝取。

健康一點通

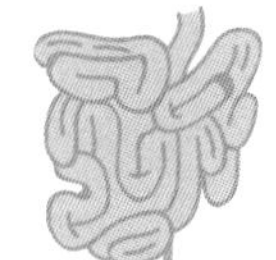

執行斷糖飲食，你必須要知道的事！

SIBO 飲食的特色和功效，可能可以解釋為什麼很多人在執行斷糖，或是生酮飲食等特殊理論後，感覺到症狀上的改善，這些人很有可能原本都有潛在腸胃道消化功能不佳、小腸或結腸細菌異常增生的問題，經由排除大部分的加工食品和澱粉類食物後，就會感覺身體的負擔降低。

但是，如果沒有配合支持消化功能，修復腸道黏膜，平衡免疫系統，而只是一味地斷糖，長期下來會影響到正常排便功能和腸內菌相平衡，甚至造成大腦情緒或是甲狀腺功能異常等問題。

三種常見腸道治療飲食比較表			
	特定醣類飲食 針對乳糜瀉、 腸炎	腸道精神 症狀飲食 針對自閉症	低 FODMAP 飲食 針對腸躁症
蛋白質	V	V	V
乳製品或替代	天然起司、 手作優格發酵 24 小時	天然起司、 手作優格	無乳糖乳製品、米漿、杏仁漿
油脂	V	V	V
堅果種子	V	V	適量
非澱粉類蔬菜	V	V	V
澱粉類蔬菜	X	X	V
豆類	V	部分	部分
水果	V	V	限制總量
穀類	X	X	禁止小麥和裸麥
香料類	所有新鮮貨乾燥的純香料	所有新鮮貨乾燥的純香料	
飲料	V	V	每天少於 2 杯咖啡
甜味劑	蜂蜜	蜂蜜	V

小腸菌叢過度增生 SIBO 飲食建議

針對腸道治療的飲食理論有很多種，我們雖然介紹了四種最常在臨床應用的飲食治療，但哪個飲食適合在哪個階段介入，需要經驗豐富的醫師和營養師協助。

針對腸躁症而言，雖然低 FODMAP 飲食有 70% 的成功率，但沒有避開含有多醣和雙醣的穀類、澱粉、澱粉蔬菜和蔗糖，對於部份的患者可能成效不大；或是有些人對於限制過於嚴格的飲食會導致體重過輕，或是治療後體重減少太多，就要放寬限制，以免更進一步造成營養不良，甚至免疫失衡。

因此，綜合了幾種相關飲食的特性，考慮到有小腸菌叢過度增生的病患，常會併發小腸黴菌異常增生（small intestine fungal overgrowth-SIFO），以及體內酵母菌異常增生（candida overgrowth）的狀況，整合了一個通用的飲食建議，並會分階段規劃，以避免太長期的飲食偏差，可能造成營養不良或是飲食障礙的發生。

◆小腸菌叢過度增生 SIBO 飲食步驟

1、從沒有限制的飲食清單（第一欄）開始執行。

2、蔬菜和水果盡量以煮熟、去皮、去籽以及打泥的為主。

3、搭配少量需要限制的食物種類（第二欄）每餐只選擇一種來吃，間隔 3 至 4 小時。

4、將含有膳食纖維的食物分配在不同餐次，沒有限制的蔬菜類別也以一餐一盤為限（100 公克），有限制的蔬菜以一天半盤為限（50 公克）。

5、需限制的水果每天以兩份為限，每次食用一份，兩次之前要間隔 2 至 3 個小時。

6、按照醫師的評估進行一至三個月左右。

7、再慢慢加入第二階段的食物（第四欄），掌握「再導入飲食」的技巧，觀察身體對每種食物的反應。

8、發現身體對任何一種食物有不良反應時，應立刻停止食用，待下階段再重新導入嘗試。

◆「再導入飲食」步驟

執行 SIBO 飲食治療期間，如果第一階段控制後，各種相關的症狀有改善，可以藉由「再導入飲食」的技巧加入第二階段的食物。在重新導入原本禁食的食物時，最重要的關鍵是一次只能嘗試一種食物。

以自製優格為例，可以一次做出一份 500 毫升的優格後，連續三天食用，每次少量，並且觀察這三天身體有沒有出現任何變好或變差的症狀，記錄下來。如果這三天感覺身體可以接受這項食物，就把這項食物歸進日常可以食用的清單內；如果出現任何不耐受或特殊反應的症狀，例如：長痘痘、失眠等，就停止食用，等待所有第二階段（第四欄）的食物都試過一輪後，再回來嘗試原本不耐受的食物。但如果真的身體會反覆出現不耐受的反應，就應該長期避免這項食物。

無論是哪種飲食理論，最高指導原則還是病患自身對於食物的感受；如果自己了解對哪個食物會產生不好的感覺或是反應，即使在可食的清單上，也應該要完全避免。

沒有哪種飲食理論可以適用在所有人體（There's no one "diet" that is perfect for anyone.），也沒有什麼檢測可以直接為個人制定出完美的飲食計劃。真正的營養專家不會宣稱哪套飲食理論可以適用在所有人群。

每個人都擁有不同的基因組，不同的生活習慣和過去的飲食模式下，基因表現的方法也都不同；這裡期望的是，在每個人不同階段、不同需求的情況下，建立適合自己的飲食方法。根據目前臨床經驗，每個人會發生延遲性敏感反應的食物都不同，對於每種食物不耐受的程度也都不同，在這樣的情況下，為每一個病患開立的飲食建議和食譜自然都不相同。

因此，以上建議只是作為參考使用的原則，在有經驗的營養師協助下，每個人都可以按照上述的執行步驟，辨識每種食物是否適合自己，並且最終建立個人的理想飲食，找回身心靈的平衡與健康。

第一階段 SIBO 飲食治療：減敏並修復			
	可食食物	限制食物（每日減半）	應避免的食物
蛋白質	食用天然牧草與有機飼料的放牧肉品和野生的魚類		大豆及黃豆製品如豆腐、豆乾、豆皮
乳製品			所有動物奶製品
蔬菜	竹筍、黃瓜、芝麻葉、大白菜、小白菜、生菜、萵苣、向日葵苗、苜蓿芽、胡蘿蔔、白蘿蔔、橄欖、番茄、茄子、辣椒、韭菜、薑、蔥綠	蘆筍、朝鮮薊、甜菜根、芹菜、高麗菜、花椰菜、球芽甘藍、奶油南瓜、櫛瓜、菠菜及其他綠葉蔬菜	**發酵類蔬菜：**馬鈴薯、玉米、葛粉、木薯 **罐頭蔬菜：**洋蔥、大蒜、菇類
水果每日兩份為限	檸檬、萊姆	香蕉、鳳梨、百香果、荔枝、奇異果、莓果類、柑橘類、香瓜、哈密瓜、木瓜、大黃、酪梨、櫻桃、葡萄、葡萄柚	罐頭水果、市售果汁 **暫時限制：**蘋果、杏桃、釋迦、無花果、果醬、芒果、水梨、桃李、西洋梨、柿子、梅子、西瓜

	可食食物	限制食物（每日減半）	應避免的食物
穀類	無	藜麥、白米	所有其他穀類
豆類	無	綠豆、綠豌豆、雪豆	所有其他豆類
湯	自製牛羊大骨湯、無骨雞肉湯		罐頭湯、高湯、雞骨架湯
飲料	水、花草茶、紅茶	黑咖啡	汽水、果汁、葡萄酒、啤酒、能量飲料
甜味劑	甜菊糖	葡萄糖、蜂蜜	其他任何種類甜味劑
堅果種子		無添加的堅果種子	花生、奇亞籽、亞麻籽
香料	無大蒜的黃芥末／綠芥末、所有新鮮乾燥的香料 薑黃、薑、醋	低糖的美乃滋醬、椰香調味醬	市售包裝醬料、洋蔥、大蒜
油脂	酥油、MCT油、亞麻油、葡萄籽油、南瓜子油、芝麻油、葵花籽油、核桃油	奶油、椰子油、橄欖油、含有大蒜或辣椒的調味油	棕櫚油、大豆油

第二階段 SIBO 飲食治療：移除再補充	
	再導入的食材清單
乳製品	無添加或自製的優格、奶油 熟成一個月以上的起司
蔬菜	發酵類蔬菜：酸菜、泡菜
穀類	米製品
豆類	小扁豆、利馬豆
甜味劑	可可
油脂	奶油、椰子油、橄欖油、含有大蒜或辣椒的調味油

※ 註明：所有食物都要以病患本身對食物的感受和耐受為最高原則。

治療後預防復發的飲食注意事項

如同前面所提到的「低 FODMAP 飲食」和傳統腸躁症膳食療養所建議，治療後維持正確的飲食行為，對於避免 SIBO 復發也是相當重要的一環，這裡彙整以下注意事項：

1、每天規律三正餐一點心，每餐適量，避免突然吃太多而消化不良。

2、**兩餐之間空腹 4 至 5 小時以上**，只喝水，可以讓腸蠕動自行清除小腸細菌的效果良好。

3、減少高油或辛辣的食物、咖啡、酒精和豆類等等避免消化不良或是脹氣。

4、但要避免攝取大量的益生質，像是果寡糖、甘露寡糖、半乳寡糖、菊糖和阿拉伯半乳聚醣等等，以防造成治療後再次 SIBO 復發。

5、除非有腸蠕動異常的狀況外，建議補充益生菌，可以平緩腸道發炎反應，加上自製無乳糖優格和天然發酵蔬菜，對於 SIBO 可有明顯助益。

由於臨床上經常發現患有 SIBO 的人，容易發生腸黏膜免疫球蛋白 sIgA 太低的情況，造成腸道免疫防禦能力不足，因此，也建議要做檢測以確認是否有潛在維生素 A 缺乏的狀況，並且從飲食中適量補充鱈魚肝油、豬肝等富含生物利用率高的維生素 A 來源食物。

如果有些人原本就有腎上腺不足、慢性疲勞的狀況，很容易形成惡性循環，所以 SIBO 的治療和腸道免疫功能的支持，就更加的重要。

另外，近年來常被大家討論的腸漏症，也可能和 SIBO 合併發生。如果有發生腸漏症的情況，或是有被檢測出來，在飲食治療上建議可以多搭配發酵食物、大骨湯、膳食纖維，每天都攝取一至二兩樣有益食物，增加腸黏膜的修復。

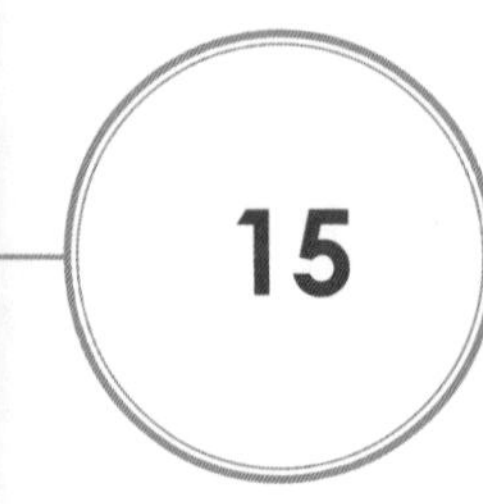

小腸菌叢過度增生（SIBO）的七日腸道修護食譜

七日腸道修護食譜，針對不同飲食習慣，區分兩階段的控制方法，並舉出飲食範例，可以藉此延伸出一至三個月的飲食菜單。
不論是作為主要治療或是輔助治療、預後修復，都可以自行衍伸應用。

SIBO 飲食較為複雜，雖然不用像糖尿病的飲食配方，必須秤斤論兩地計較每種食物的份量，但光是大部分的澱粉不能吃，在日常生活中就有一定程度的困難。為了維持均衡營養，適度地放寬纖維的攝取也是非常重要的一件事，避免原本就有潛在營養不良的狀態更加惡化。

在此提供七日腸道修護食譜，針對不同飲食習慣，區分兩階段的控制方法，並舉出飲食範例，可以藉此延伸出一至三個月的飲食菜單。不論是作為主要治療或是輔助治療、預後修復都可以應用。

在第一階段的食譜，舉出四天各式飲食範例，在第二階段運用「再導入飲食」的原則提供三天飲食範例，希望每個人在修復腸道後，能慢慢將原本禁食的食物再度導入飲食當中，並且在這個過程辨認每項食物是否適合自己，才能真正建立符合個人需求的理想飲食方式，達到長期的腸道健康維護。

第一階段

◆食材採購重點

1、主食以白飯為主，每餐以半碗為限。避開所有糙米、雜糧豆類、各種麥類，以及澱粉類蔬菜如馬鈴薯、地瓜、芋頭、南瓜等。

2、主菜以原形的肉品或是海鮮為主，外食時，小心避開有裹粉的食物，比如炸豬排，或是添加其他澱粉，像是重新塑形的魚片，也要小心避免。

3、對於一般健康的成人來說，蔬菜建議一天吃四份以上，但以 SIBO 治療的飲食控制來說，可以先減半來執行。盡量選鮮嫩的蔬菜部位，並且充分煮熟以減輕腸道消化負擔。

4、堅果是容易被忽略的重要營養來源，可以作為下午的固定點心食用，或是和主菜一起烹煮。

5、燉湯對於腸黏膜的修復很重要，盡量每次正餐搭配牛

骨湯或是雞肉湯，改善 SIBO 治療效果

6、任何精緻糖類都可以促進細菌的生長，所以要盡量避免含糖飲料和糖果零食，如果實在不習慣，可以少量使用蜂蜜增添味道。

7、水果除了蘋果、梨子、桃子、李子、梅子、柿子、西瓜、釋迦、芒果，其他水果每天以兩份為限，一次最多一份，中間間隔 3 小時以上。

自己在家煮食時，最重要的，就是**好油的挑選**。使用**堅果種子**榨取的油，相當適合 SIBO 的飲食治療，盡量挑選**冷壓初榨**等級，同時注意是否可以**耐高溫**。

在調味上，由於無法使用黃豆製品，例如：醬油、味噌，以及蔥、蒜和洋蔥等，要盡量挑選新鮮或乾燥香料，例如：辣椒、辣油、花椒、胡椒、馬告、八角、孜然、薑、迷迭香、奧勒岡、月桂葉。**選擇單方的乾燥香料，才能確實避免有蒜粉摻入**。

如果家中已經有禁忌食物的庫存，應該要在開始治療前，就分送親友，一起消耗掉這些食材，並且買好計劃中的食材，才能更順利開始執行飲食治療。

健康一點通

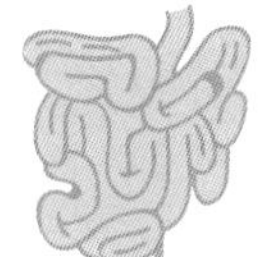

三餐老是在外，也能執行 SIBO 飲食？

SIBO 飲食也是可以在外食執行，只要謹記以下幾點重要原則：**第一，和朋友聚餐選擇食材透明的餐廳**，最好標示奶製品、黃豆、麩麥等過敏原，同時，店家可以配合調整不能食用的食材。

第二，盡可能找住家或工作地附近熟悉的店家，多溝通，請廚師協助配合，或是了解每樣餐點使用的食材，以利選擇。

第三，點菜的類型上要注意不能有蒜炒、醬炒、紅燒、宮保、三杯、糖醋或是勾芡，盡量都以乾煎、清蒸、椒鹽、燒烤、清炒為主。

第一天 台菜範例

◆早餐

皮蛋瘦肉粥

食材

- 白粥 125g
- 薑絲、蔥綠、芹菜末 各 5g
- 皮蛋 1 個
- 豬里肌肉 35g
- 鹽、白胡椒粉 適量
- 葵花籽油 1 小匙
- 麻油 2 小匙

作法

1、用洗好並事先冷凍過的白米煮成粥，使用打蛋器打勻，讓米飯粒更加均勻散開。

2、皮蛋切丁，里肌肉切成小片，用鹽和一小匙麻油稍微抓醃備用。

3、使用一小匙油熱鍋，小火快速兩面煎熟里肌肉後，起鍋備用。

4、將皮蛋放入白粥攪勻，等到煮滾後，放入少許鹽調味，最後放入里肌肉，同樣煮滾再熄火。

5、灑上薑絲、蔥綠、芹菜末，淋上一小匙麻油，撒上白胡椒粉拌勻後盛裝。

Tips

市售皮蛋瘦肉粥可能含有蒜泥，或是以太白粉抓醃里肌肉；如果可以自己在家事先準備好一鍋白粥，每天變化成不同口味，就能在忙碌的生活中吃到食材透明的美味料理。

◆午餐

芝麻白飯 / 迷迭香煎松阪豬 / 涼拌芹菜 / 清燙紫茄 / 蛤蜊冬瓜湯 / 木瓜

食材

- 白飯 50g
- 黑白芝麻 3g
- 松阪豬 45g
- 芹菜 50g
- 茄子 50g
- 帶殼蛤蜊 65g
- 冬瓜 30g
- 麻油 1 小匙
- 木瓜 1/4 個
- 鹽、辣椒、薑絲、醋、迷迭香適量
- 辣油、花椒粉、白芝麻適量（如未吃辣，也可省略）

作法

1、西洋芹切掉葉子，將表面過粗纖維削去，切成 3 公分條狀，稍微川燙過後，馬上放入冰水浸泡，等待冷卻再去除水份，拌入鹽、醋、辣椒片、麻油，放進冰箱入味；如果怕辣，可以僅在最後上桌前，切辣椒片灑在上面作為裝飾即可。

2、茄子洗淨，切 3 公分長，再切半；煮一小鍋水放入少許鹽，等待煮沸後，放入茄子燙熟，最後濾掉水放涼備用。

3、冬瓜削皮切成小塊，薑切成細絲，將吐好沙的蛤蜊洗淨備用。

4、薑絲放入鍋中和冷一起加熱至煮沸，後放入冬瓜，等到冬瓜呈現透明狀，即可放入蛤蜊煮開。

5、取一鍋子熱鍋，微溫時放入松阪豬，慢慢煎出油脂，煎至兩面上色，灑上鹽和迷迭香，起鍋放置 5 分鐘，等到肉汁漸漸收乾後，切片裝盤，放上一小株新鮮迷迭香增添香氣。
6、將松阪豬剩餘的油脂一匙拿來拌茄子，裝盤，混勻花椒粉、白芝麻、辣油，最後淋在茄子上。
7、舀二分之一小碗飯，灑上黑或白芝麻作為點綴。
8、木瓜削皮後亦可切成小塊，取出四分之一當作飯後點心。

Tips

涼拌西洋芹可事先準備，將整束的西洋芹涼拌，一次取出 50 公克左右的份量當配菜；剩下的芹菜葉切碎後用鹽淺漬，等到芹菜葉出水，稍微沖洗濾乾，作為雪菜肉絲的食材。

◆晚餐

藜麥飯 / 自製蔥油雞 / 清炒青江菜 / 蘿蔔排骨湯 / 橘子

食材

- 藜麥飯 50g
- 去骨雞腿 35g
- 青江菜 50g
- 紅白蘿蔔 50g
- 排骨 30g
- 蔥綠 10g
- 葵花油 4 小匙
- 橘子 1 個
- 鹽、辣椒、薑片、薑末適量
- 辣油、花椒粉、白芝麻適量（如未吃辣，也可省略）

作法

1、取一鐵湯鍋，用小火熱一小匙油，稍微拌炒切成小塊的紅、白蘿蔔，加水煮沸，同時放入薑片和排骨，燉至排骨軟爛。
2、藜麥輕輕沖水洗掉泡泡，用細篩濾乾水份，和洗好的米一併放入電鍋內鍋，去骨雞腿洗淨後擦乾，放在蒸盤內灑上少許鹽，鋪上薑片，和白飯一起蒸熟。
3、取雞腿上多餘的脂肪或是雞皮，用小火煎出雞油，挑掉雞脂肪或雞皮，再加一匙油，爆香薑末和蔥綠，起鍋後，淋在盛盤的雞腿上。
4、熱鍋再補上 1 小匙油，下洗好的青江菜，大火快炒後用鹽調味，裝盤。
5、舀二分之一小碗藜麥飯，一顆橘子作為飯後點心。

Tips

藜麥含有大量的皂素，對於已經有 SIBO 或是腸胃道症狀的人來說，要更加注意，必須特別仔細沖洗掉冒出的泡泡，再和白米一起蒸煮。

第二天 日式家常菜

◆早餐

野菜玉子燒 / 淺漬蘿蔔小黃瓜片

食材

- 花椰菜 30g
- 紅蘿蔔 5g
- 白蘿蔔 5g
- 小黃瓜 5g
- 雞蛋 1 個
- 柴魚片 5g
- 鹽、白醋、蜂蜜適量
- 葵花籽油 1 大匙

作法

1、白蘿蔔、小黃瓜切薄片，以少許鹽抓醃，等到出水再簡單沖洗瀝乾，加入一大匙醋和少許蜂蜜，放入冰箱醃漬。

2、花椰菜切小塊、紅蘿蔔刨絲，湯鍋裝水加一匙鹽，煮沸後再分別川燙，瀝水放涼，將花椰菜切碎。

3、另取一鍋清水煮沸，放入柴魚片煮約 30 秒撈出，完成簡單高湯。

4、取 10c.c 高湯，加入一小匙鹽，混入蔬菜、放入打散的蛋液拌勻。

5、用一大匙油放進鍋內加熱，倒入三分之一蛋液，等待稍微成型，用鏟子收整形狀，半熟時再慢慢捲起。

6、再分次放入兩次剩餘的三分之一蛋液，以同樣方式朝蛋捲外面捲上一圈。

7、等待蛋捲側邊微熟時起鍋，切片裝盤，取一小碟蘿蔔小黃瓜切片，搭配食用。

Tips

花椰菜和紅蘿蔔都很適合事先將採買的量都處理好，川燙瀝水，放涼後分裝在冷凍庫，方便隨時取用。

◆午餐

小碗黑芝麻鹽飯 / 海鹽烤鯖魚佐檸檬 / 涼拌菠菜 / 柴魚高湯大根關東煮 / 香蕉莓果

食材

- 白飯 50g
- 菠菜 50g
- 鯖魚 1 片
- 白蘿蔔 50g
- 柴魚片 5g
- 檸檬 1 小瓣
- 鹽、白芝麻、黑芝麻適量
- 葵花籽油 1 大匙
- 綜合莓果、1/4 香蕉

作法

1、白蘿蔔切成厚片，用洗米水煮至潤白，再另外使用自製的柴魚高湯，加入少許鹽，煮至上色入味。

2、將烤架抹油，鯖魚帶皮面抹上少許鹽，使用烤箱烤至雙面上色，準備檸檬片並裝盤。

3、取一鍋清水煮沸，放入一小匙鹽，將洗好的菠菜燙熟，淋上麻油和白芝麻。

4、舀好二分之一小碗飯，灑上研磨黑芝麻鹽。

5、香蕉切片，混合莓果，即可當作餐後甜點。

Tips

柴魚高湯可以事先煮好一鍋，作為家庭常備高湯，要煮關東煮或第二階段的味噌湯時，都相當方便好用，關東煮的湯汁亦可依口味稀釋製成簡易湯品。

◆**晚餐**

燒烤五花肉蓋飯佐溫泉蛋 / 橘子

食材

- 白飯 50g
- 五花肉片 45g
- 茄子 25g
- 青椒 25g
- 玉米筍 25g
- 蛋 1 顆
- 檸檬 1 辦
- 蔥綠 5g
- 鹽、蜂蜜、麻油、醋、薑末、百里香適量
- 葵花籽油 1 大匙
- 橘子 1 顆

作法

1、用鹽、蜂蜜、檸檬汁、薑末、百里香混合製成醃醬，將五花肉片浸入放置冰箱待入味。

2、茄子切片、青椒切塊、玉米筍切片，用噴油均勻噴上少許葵花油。（如沒有噴油也可用兩小匙油，加上一小匙鹽和蔬菜搖勻）

3、用有紋狀的平底鍋，鋪上醃好瀝汁的五花肉片，周圍鋪上蔬菜，煎至微焦上色。

4、一鍋清水煮沸後加入一小匙醋，用小火維持微冒泡泡的溫度，將已經打入碗中的蛋輕輕倒入，等一至

二分鐘稍微成形，用筷子塑形同時確定底部沒有黏鍋，待約四分鐘後用漏湯勺撈起。

5、舀二分之一小碗飯，灑上研磨黑芝麻鹽，鋪上烤好的肉片和蔬菜，最後放上溫泉蛋和綠蔥花。

6、橘子可作為餐後甜點。

Tips

大多數的日本料理都藏有蒜粉、洋蔥、醬油、味噌、昆布等材料，自己在家製作日本料理，其實可以透過幾種健康食材替代，例如：將蜂蜜代替醬油上色，或是用蜂蜜取代日本醬料中常有的味醂和白糖，並且盡量用薑末和蔥綠作為主要風味來源。

如果可以，搭配檸檬、柑橘、百里香、迷迭香等辛香料，就可以做出更多種的美味與變化，並降低執行飲食控制上的困難。

第三天 歐式佳餚

◆**早餐**

細香蔥鮮蝦烘蛋搭油煎小番茄

食材

- 蝦仁 50g
- 細香蔥 5g
- 雞蛋 1 個
- 小番茄 5 顆
- 鹽與現磨黑胡椒粉 適量
- 葡萄籽油 1 大匙

作法

1、蝦仁清洗後擦乾，用少許鹽輕抓入味。

2、雞蛋打散後，加入鹽和黑胡椒粉攪拌。

3、放入一大匙油進鍋內加熱，倒入蛋液，在蛋未熟前，鋪入蝦仁至蛋液半邊。

4、另一個半面翻面將蝦仁覆蓋，待蛋液比較固定，再翻面煎至兩面金黃，起鍋後灑上細香蔥。

5、關小火，用鍋內剩餘的油煎切半的小番茄，至稍微軟爛後起鍋。

Tips

飲食控制時，能夠使用的醬料不多，此時如能搭配番茄，天然的酸甜味可以增添烘蛋的口感層次。

◆午餐

鮮蝦香煎鱈魚 / 蔬菜櫛瓜麵

食材

- 蝦仁 50g
- 鱈魚片 1 片
- 櫛瓜 1 個
- 大番茄 1 顆
- 綠蘆筍 30g
- 甜菜根 30g
- 鹽、白胡椒粉 適量
- 百里香、細香蔥等香草適量
- 葡萄籽油 2 大匙

作法

1、蝦仁清洗後擦乾，用少許鹽輕抓入味。

2、櫛瓜用刨絲器刨成長細條。

3、大番茄切片、綠蘆筍刨掉粗纖維、甜菜根洗淨去皮並切成小片。
4、用湯鍋冷水煮甜菜根至軟，撈出瀝乾備用。
5、熱鍋時放入一大匙油，將蝦仁雙面煎熟，灑上百里香後起鍋。
6、再熱一大匙油，高溫嫩煎鱈魚片，至八成熟後翻面，灑上海鹽、白胡椒鹽，雙面煎至上色後起鍋備用。
7、用鍋中剩餘油脂，小火煎番茄和蘆筍至雙面微軟，灑上黑胡椒鹽拌勻。
8、使用同一鍋放入櫛瓜條，透過剩餘油脂拌炒，加入一大匙水，拌熟後起鍋。
9、櫛瓜麵盛盤，上面放置兩種海鮮，周圍鋪上番茄片、蘆筍和甜菜根。

Tips

櫛瓜麵可以偽裝成義大利麵條，增加飲食樂趣，但實際上，提供少量澱粉來源的是甜菜根，能夠同時增加飽足感和大腦的滿足感。

◆晚餐

薑黃香料飯 / 奧勒岡海鹽牛小排佐花椰菜彩蔬 / 番茄牛骨湯

食材

- 帶骨牛小排 100g
- 花椰菜 50g
- 彩椒 50g
- 大番茄 半顆
- 白米 20g
- 薑黃粉、純咖哩粉、鹽、白胡椒粉 適量
- 月桂葉、香菜、奧勒岡等香草適量
- 葡萄籽油 2 大匙

作法

1、用一大匙油炒香薑黃粉、咖哩粉以及月桂葉，倒入洗好的白米，炒出飯香後加水，使用比一般煮飯少一點點的水量，煮至飯熟。

2、薑黃飯拌入香菜、煎果，再悶 5 至 8 分鐘。

3、使用一大匙油熱鍋，大火煎帶骨牛小排至雙面金黃全熟，灑上海鹽、奧勒岡、黑胡椒待入味後起鍋，靜置 5 分鐘。

4、用鍋中剩餘油脂煎花椰菜以及彩椒切片，最後灑上黑胡椒鹽拌勻起鍋。

5、使用牛骨湯放入切塊的番茄煮至軟爛，用鹽調味。

6、牛小排靜置五分鐘後再切成好進食的大小，周圍放上蔬菜，搭配香料飯一起食用。

Tips

一般市售咖哩粉可能隱藏蒜粉和洋蔥粉，要特別閱讀產品標籤尋找不含禁食成分的調味料。

SIBO 飲食專用的牛大骨湯食譜

食材

- 牛大骨 2 支
- 胡蘿蔔 大的 1 條
- 牛蕃茄 2 個
- 蔥綠 3 支
- 月桂葉 5 片
- 新鮮巴西利 2 支
- 丁香 6 支

作法

1、鍋中放入牛大骨，加入冷水，冷水的用量須至少淹過大骨，開火後一面加熱一面攪動，並同時撈掉水面浮沫。

2、煮滾後繼續將浮沫撈淨，大骨撈出沖洗乾淨，剩下的湯汁過篩去除雜質後備用。

3、準備約 5 至 6 公升的鍋子，裝入剛剛川燙牛骨的熱湯再加入一些熱水至鍋子的 7 分滿。

4、所有的蔬菜香料都放進去煮滾之後，放入牛骨頭。

5、再度煮滾後，關小火至冒小泡泡程度，開蓋慢慢煮約 2 至 3 個小時，並隨時撈掉湯面雜質。

6、完成後用紗布過濾湯汁，放涼冷藏；冷卻時必須先撈除表面凝結油脂，剩下的高湯可以分裝在冷凍庫保存。

Tips

針對 SIBO 治療製作的大骨湯，這裡並非用從前評估熱量和蛋白質營養價值的角度去看待它，事實上，儘可能的撇除表面油脂，並濾掉可能殘留的肉渣，希望大骨湯保存不需額外消化吸收的小分子營養成分，而藉由蘊藏的胺基酸、微量元素等物質，直接提供腸細胞所需營養。
因此，這裡會盡量希望大骨湯維持在低熱量、低蛋白質量的狀態，以免在治療過程中額外攝取過多熱量，或是過多蛋白質，這些都可能加重胃部消化負擔。

第四天 泰式料理

◆早餐

打拋豬佐粉絲

食材

- 豬絞肉 70g
- 小番茄 10 顆
- 生菜 30g
- 九層塔 30g
- 檸檬汁 1 大匙
- 冬粉 1/2 把
- 新鮮辣椒、鹽、白胡椒粉適量
- 薑末 3g
- 自製大骨湯 50ml
- 葡萄籽油 1 大匙

作法

1、冬粉泡水 20 分鐘至變軟，撈出瀝乾備用。

2、小番茄切半、生菜撕成小片、九層塔只用葉子、辣椒切碎備用。
3、用一大匙油熱鍋，豬絞肉用少許鹽抓醃後入鍋，大火炒香並加入薑末一起拌炒。
4、於鍋中倒入檸檬汁，拌勻後加入小番茄和生菜，等生菜稍軟，放入九層塔拌炒至出香味。
5、最後加入冬粉和大骨湯，灑白胡椒、辣椒拌勻關火。

Tips

正統的泰式料理會使用大量大蒜、洋蔥、醬油、魚露加上一些豆類，所以在飲食治療期間如果想吃一些特色料理，可以用上述的打拋豬佐粉絲，簡單作出相似口味的料理，一解口饞。

◆午餐

泰式香米飯 / 泰式涼拌松阪豬 / 辣炒高麗菜 / 鳳梨

食材

- 高麗菜 50g
- 松阪豬 70g
- 香菜 30g
- 小黃瓜 30g
- 紅蘿蔔 30g
- 檸檬汁 1 大匙
- 新鮮辣椒、鹽適量
- 薑末 3g
- 葡萄籽油 1.5 大匙
- 鳳梨 100g

作法

1、泰國米用正常水量煮，避免煮過軟，維持粒粒分明的口感。

2、香菜切末、小黃瓜和紅蘿蔔切絲備用。

3、松阪豬逆紋斜切成片，放入滾水中並加上薑片川燙，撈起瀝乾水分，和檸檬汁、薑末一起放冰箱冷卻。

4、用半匙油熱鍋，放入松阪豬煎至雙面上色，加上少許鹽調味後，起鍋放涼。

5、續加入 1 大匙油熱鍋，辣椒快速爆香完，立刻將高麗菜下鍋，炒出香味的同時，灑上鹽調味起鍋。

6、香菜、小黃瓜絲、紅蘿蔔絲和薑末、檸檬汁混合均勻，倒在裝盤的松阪豬肉上。

7、舀二分之一小碗白飯。

Tips

進行 SIBO 飲食治療時，必須避免任何市售醬料，裡面常常會含有黃豆、糖、小麥、味精等禁止成份，所以適度的爆香和油煎，對於食材美味的提升，也是相當重要的事情。

◆晚餐

藜麥飯 / 泰式檸檬魚 / 清炒空心菜 / 香蕉

食材

- 藜麥飯 50g
- 鱸魚 400g
- 空心菜 50g
- 香菜 30g
- 檸檬 2 顆
- 新鮮辣椒、鹽適量
- 薑片 3 片
- 香茅 3 支
- 葡萄籽油 1 大匙
- 奶油 3g
- 香蕉 半根

作法

1、將藜麥輕輕沖水洗去泡泡，用細篩濾水之後，與洗好的米一同放入電鍋內鍋蒸熟。
2、鱸魚表面畫幾刀，抹上鹽，放薑片、香茅入鍋蒸 10 至 15 分鐘。
3、辣椒和香菜切末並將檸檬榨汁，留一點檸檬切成薄片，混勻成醬汁。
4、鱸魚蒸好後，倒掉湯汁和薑片香茅同時淋上醬汁，將檸檬切片鋪在上面。
5、用 3 公克的奶油抹在香蕉表面，放入平底鍋煎至兩面上色。
6、另取一大匙油熱鍋，放入空心菜大火快炒，灑鹽調味，最後拌入辣椒碎末起鍋。

Tips

對於腸胃功能比較脆弱的人而言，生冷的水果最好在飯後食用，因為三餐飯後是身體最暖的時刻，吃進去比較容易消化。另外，將水果入菜或加熱也不失一種可以減輕腸道負擔的好方法。

受限於篇幅，本篇以不同飲食習慣分成四天規劃飲食範例，實際飲食治療上，可以此四天為範例，延伸出三十至九十天內的飲食方式。

第二階段

SIBO 治療的一至三個月內，如果感到症狀明顯緩解，醫師評估腸胃功能確實獲得改善後，就可以進入到第二階段。第二階段的原則不變，但可以開始加入一些自製優格、米製品，尤其在醬油、味噌、魚露這些調味料開放使用後，增加了更多料理方法的變化。雖然還是無法直接食用蒜頭，但可以使用泡過蒜頭的調理油，增加不同的香味層次。

再導入的飲食方法，在前面幾頁有介紹過，因此，食譜範例以一天密集使用同一種再導入食材為例，確認自己身體對每項新食材的耐受程度。大家可以將一天的飲食範例變化成三天至一週的菜色，以便觀察身體的反應。

第一天 導入自製優格

◆早餐

生菜捲優格酪梨煙燻鮭魚

食材

- 煙燻鮭魚 20g
- 酪梨 半顆
- 優格 30g
- 生菜 30g
- 彩椒 30g
- 檸檬汁 1 大匙
- 蜂蜜、黑胡椒粉適量

作法

1、酪梨在碗中壓成泥，與優格、檸檬汁一併混合，加入適量黑胡椒粉和蜂蜜調成醬。

2、紅、黃甜椒切條狀，外層鋪上生菜，生菜內放進小片燻鮭魚和甜椒，抹好酪梨醬並將其整個捲起來。

Tips

飲食治療時，市售的美乃滋醬、蛋黃醬、沙拉醬等調味品，都會讓人擔心其中含有蒜粉、小麥粉、糖等要避開的成份，此時，優格是一個很方便又健康的替代品。

◆午餐

優格嫩雞飯 / 奇異果

食材

- 白飯 80g
- 去骨雞腿肉 35g
- 紅蘿蔔 30g
- 櫛瓜 30g
- 茄子 30g
- 自製優格 30g
- 彩椒 30g
- 迷迭香、鹽、蜂蜜、黑胡椒粉、咖哩粉適量
- 薑末 1 小匙
- 橄欖油 2 大匙
- 奇異果 1 顆

作法

1、優格和薑末混匀，和迷迭香、鹽、蜂蜜、黑胡椒粉一併調成醃醬。

2、雞肉和醃醬拌匀後，放置冰箱冷藏半小時或隔夜備用。

3、紅蘿蔔去皮，與櫛瓜、茄子、彩椒一同切塊，將切塊蔬菜與一大匙橄欖油、迷迭香、少許鹽混匀。

4、取一烤盤，烤盤上用一大匙油抹開，放入醃好的雞肉及蔬菜，烤至均匀上色。

5、舀半碗飯入盤擺放，同時將烤好的食材鋪滿四周或飯上。

Tips

優格很適合作為肉或魚的醃料，優格內富含的乳酸可以軟化肉質，再加上質地特性能夠均勻包覆在肉上，因此，透過將香料磨細和優格混勻後醃肉，可以讓香料的香味更輕易釋放進肉中。

◆晚餐

香米飯 / 彩蔬孜然羊排佐優格醬 / 香瓜

食材

- 羊肋排 200g
- 茄子 30g
- 彩椒 30g
- 小番茄 10 顆
- 自製優格 30g
- 蜂蜜 1 小匙
- 檸檬汁 1 大匙
- 孜然、百里香、鹽、黑胡椒粉適量
- 橄欖油 1 大匙
- 白飯 80g
- 香瓜 1/2 個

作法

1、使用孜然、鹽、黑胡椒抹勻羊肋排後放置冰箱。
2、茄子、彩椒切片，小番茄切半備用。
3、優格、百里香、一小匙蜂蜜以及一大匙檸檬汁混勻做成醬料。
4、椰子油一大匙熱鍋，使用中火將羊排雙面煎熟，煎熟後起鍋裝盤。
5、用剩下的油煎茄子、彩椒、小番茄，煎熟至上色後，鋪在羊排旁邊擺盤。
6、舀半碗飯盛裝上桌。

Tips

在第二階段中，對於米食的份量已經放寬，但仍不建議一下就吃回大份量，以一般小碗飯的一碗或大碗中的半碗為主，如果三至六個月後症狀控制並改善，再逐步提高份量。

第二天 導入發酵蔬菜

◆ SIBO 治療用泡菜食譜

食材

- 大白菜 1 顆
- 紅蘿蔔 40g
- 韭菜 30g
- 韓國辣椒粉 5 大匙
- 薑末 1 大匙
- 白飯 1 大匙
- 魚露 4 大匙
- 鹽 2 大匙
- 蜂蜜 1 大匙

作法

1、大白菜洗淨撕成塊狀，放入鐵鍋中。

2、另外燒一鍋水，放入二大匙鹽，煮滾後倒入大白菜。

3、翻攪至白菜變軟，靜置 20 分鐘後倒掉水份，用冷開水沖掉鹽份並瀝乾。

4、白飯打成泥，和辣椒粉、薑末、蜂蜜、魚露混勻後，最後混和大白菜拌勻，可以依個人口味再調整調味料份量。

5、分裝放入保鮮盒中，可以放在室溫發酵半天至兩天（依室溫而定），最後放入冰箱保存。

6、剛做好的泡菜適合直接當小菜吃，也可用來炒菜，放置較久的泡菜較酸，比較適合煮成泡菜鍋。

Tips

正常的泡菜製作，會添加糖、大蒜、洋蔥等 SIBO 違禁食物來增添風味，此食譜可以透過簡單健康的方法，在家中自己製作，同時應用在多種不同菜色上，方便保存食用。

◆**早餐**

虱目魚肚粥 / 泡菜

食材

- 白粥 160g
- 去骨虱目魚片 半片
- 蛤蜊 60g
- 小白菜 30g
- 芹菜 10g
- 薑絲 10g
- 鹽、白胡椒粉適量

作法

1、蛤蜊吐沙後，用一碗水在小鍋中以小火熬煮半小時，濾出高湯，撈掉蛤蜊殼留下蛤蜊肉備用。

2、高湯中放入薑絲和白粥，等待煮滾後加進切成小片的虱目魚片。

3、等待小火再次煮滾，最後撒上少許鹽和白胡椒粉調味，放上芹菜後起鍋。

4、使用剛做好的泡菜搭配小菜食用。

◆午餐

白飯 / 泡菜炒豬肉 / 白蘿蔔大骨湯 / 柳丁

食材

- 白飯 80g
- 五花豬肉片 45g
- 泡菜 60g
- 白蘿蔔 30g
- 芹菜 10g
- 麻油 1 小匙
- 葵花籽油 1 大匙
- 鹽、白胡椒粉適量

作法

1、白蘿蔔切丁，先用洗米水燉至潤白色，撈出後，使用自製的大骨湯熬煮成湯。

2、五花肉片切小片。另取一鍋，用一大匙葵花籽油熱鍋，先炒香五花肉片至上色，撈出備用。

3、使用鍋中剩餘油脂爆香泡菜，炒出香味後，放入炒好的五花肉片。

4、肉片和泡菜炒勻，加入泡菜汁液，稍微煮一下收乾入味，淋一小匙麻油拌勻起鍋。

5、白蘿蔔大骨湯加入適量的鹽和白胡椒粉調味，灑上芹菜起鍋。

6、舀半碗飯盛裝上桌。

◆晚餐

藜麥飯 / 雪菜炒肉絲 / 菜脯蛋 / 番茄蔬菜湯 / 哈密瓜

食材

- 白飯 80g
- 雪菜 45g
- 五花肉 60g
- 蛋 1 顆
- 菜脯 10g
- 大番茄 1 顆
- 高麗菜 50g
- 鹽、白胡椒粉、新鮮辣椒適量
- 酪梨油 2 大匙

作法

1、番茄切丁，先用鐵湯鍋放入半匙油炒香，再加入自製大骨湯以及撕成小片的高麗菜熬煮成湯，灑鹽和白胡椒粉調味。
2、取一大匙油熱鍋，蛋拌勻打散後下鍋，煎至邊緣成形，放入菜脯，翻面至成形後起鍋。
3、五花肉片切絲，用半匙葵花籽油熱鍋，先炒香肉絲後放入雪菜，最後放入切碎的辣椒起鍋。
4、舀半碗飯盛裝上桌。

Tips

西洋芹的葉子、白蘿蔔嫩葉……這些其他菜色剩下的部份，可以透過再利用，自己用鹽抓醃，等出水後沖掉多餘鹽份並瀝乾，可以直接用來炒菜食用，簡單美味又健康。

第三天 導入發酵醬料

◆早餐

蘿蔔糕

食材

- 白蘿蔔 1 根
- 在來米粉 45g
- 鹽、白胡椒粉、醬油適量

作法

1、白蘿蔔削皮之後刨絲、秤重，同時加入一杯水，總重量除以五，即為在來米粉的重量。

2、一面攪動在來米粉，一面緩慢倒入一杯水，調拌成漿。

3、外鍋倒入一杯水，先蒸好白蘿蔔絲，蒸熟後放入一匙鹽拌勻，再倒入粉漿水拌勻，適量胡椒粉調味。

4、將調好的蘿蔔絲漿放入墊有玻璃紙的模型或碗中，使用電鍋蒸熟。

5、食用時，可以再使用油煎過雙面，搭配醬油沾食。

Tips

第二階段可以開始使用其他種類的米製品，增加料理多樣性。另外，一般常用的醬油膏，裡面有糖和麵粉成份，不建議食用，因此可以搭配天然發酵的純大豆醬油沾食。

◆午餐

藜麥飯 / 烤鹽麴五花肉佐高麗菜絲 / 清炒皇宮菜 / 味噌湯 / 香蕉

食材

- 藜麥飯 80g
- 五花肉 1 條
- 鹽麴 3 大匙
- 高麗菜 30g
- 皇宮菜 50g
- 茄子 30g
- 自製柴魚高湯
- 味噌 1 大匙
- 酪梨油 2 大匙
- 鹽適量

作法

1、豬五花肉用鹽麴抹勻按摩入味，放冰箱冷藏至隔夜。

2、茄子切小塊，鐵湯鍋用一大匙油炒軟茄子，倒入自製的柴魚高湯，煮滾後熄火。味噌放入湯瓢中，使用少許熱湯混勻散開，最後倒入湯中煮沸，可短暫靜置讓茄子更入味。

3、將五花肉表面的鹽麴沖洗乾淨，擦乾後備用。

4、取一大匙油熱鍋，將五花肉下鍋煎至雙面上色，同時逼出一些油再起鍋，靜置瀝油完畢即可切片。

5、使用熱鍋中剩餘油脂炒皇宮菜，少許鹽調味後起鍋。

6、舀半碗飯盛裝上桌。

Tips

鹽麴不僅風味十足，更是天然發酵後的調味料，用來醃製肉類非常美味；味噌是另種發酵醬料，可以醃魚或醃肉。雖然味噌是黃豆製品，但在發酵過程中會釋放營養，至於一般黃豆製品，在治療期間仍應儘量避免。

◆晚餐

泰國香米飯 / 檸檬蝦 / 蝦醬空心菜 / 葡萄

食材

- 香米飯 80g
- 泰國蝦 0.5 斤
- 檸檬 1 顆
- 薑末 1 大匙
- 奶油 15g
- 蜂蜜 1 大匙
- 蔥綠 10g
- 鹽、白胡椒粉、辣椒適量
- 蝦膏 1 小匙
- 魚露 1 大匙
- 椰子油 2 大匙
- 葡萄 10 顆

作法

1、檸檬榨汁，與蜂蜜混勻拌成醬汁。

2、使用二大匙椰子油熱鍋，爆香薑末，加入洗好的蝦子翻炒，蝦子變色後加入奶油炒勻，增添香氣，最後倒入醬汁炒至入味，即可起鍋並灑上蔥綠點綴。

3、另取一大匙椰子油熱鍋，加入蝦膏炒香，後下空心菜炒熟，使用魚露調味，最後，放入切碎的辣椒稍微拌炒起鍋。

4、舀半碗飯盛裝上桌。

Tips

市售蝦醬通常含有紅蔥頭、大蒜，自製蝦膏不僅能帶出香味，用魚露調味，就能形成一種簡單的泰式風味料理。

A Dietary and Botanical Approach to the Treatment of SIBO: A Case Report

Ou Han-Wen, MD, MS
Dana Elia, MS, RDN, LDN, FAND
Kara Cucinotta, MS, RD, CNSC, LDN

Abstract

Small intestinal bacterial overgrowth (SIBO) causes abdominal pain, bloating, diarrhea, weight loss and nutrient malabsorption. There is no accepted treatment "gold standard" and therapeutic options range from broad spectrum antibiotics to nutritional dietary interventions, and dietary supplements including botanical supplements. This case reports on the use of a low FODMAP diet and botanical supplementation in a patient with a positive breath test, the current standard for diagnosing SIBO. The patient's symptoms of intermittent eczema, constipation, abdominal bloating and belching resolved after implementation of a personalized nutrition approach that incorporated dietary modification, individualized dietary and botanical supplements.

Introduction

Small intestinal bacterial overgrowth (SIBO) is an incompletely understood acquired condition which causes abdominal pain, bloating, diarrhea, weight loss and nutrient malabsorption. Current criteria for diagnosis include coliform or gram-positive flora exceeding 105 colony forming units per milliliter of jejunal fluid; however, less invasive methods of measuring hydrogen or methane breath tests are more commonly used 1,2.

There is currently no standard intervention for treating SIBO; however, current options include administration of broad spectrum antibiotics, such as rifaximin and ciprofloxacin, in addition to dietary modifications 1,3. SIBO and irritable bowel syndrome (IBS) have overlapping symptoms; consequently, a low fermentable oligo- di- mono- and polyol diet (FODMAP)—a treatment for IBS—has been empirically used to treat SIBO as well 1. Some dietary and botanical supplements have shown promise in the treatment of SIBO 4,5.

In this paper, we present a case report outlining an approach to treating SIBO using a low FODMAP diet, dietary supplements and botanical therapies. The CARE Guidelines were used to prepare this case report 6.

Timeline

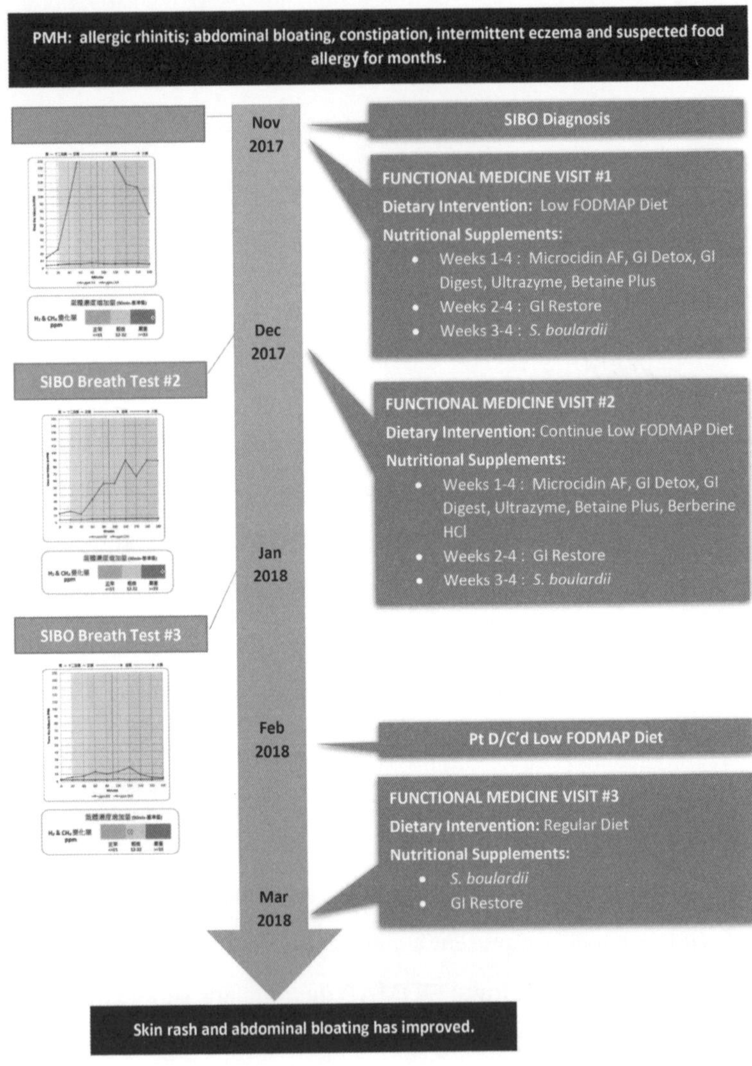
PMH: allergic rhinitis; abdominal bloating, constipation, intermittent eczema and suspected food allergy for months.
Nov 2017
SIBO Diagnosis
FUNCTIONAL MEDICINE VISIT #1
Dietary Intervention: Low FODMAP Diet
Nutritional Supplements:
• Weeks 1-4 : Microcidin AF, GI Detox, GI Digest, Ultrazyme, Betaine Plus
• Weeks 2-4 : GI Restore
• Weeks 3-4 : S. boulardii
Dec 2017
SIBO Breath Test #2
FUNCTIONAL MEDICINE VISIT #2
Dietary Intervention: Continue Low FODMAP Diet
Nutritional Supplements:
• Weeks 1-4 : Microcidin AF, GI Detox, GI Digest, Ultrazyme, Betaine Plus, Berberine HCl
• Weeks 2-4 : GI Restore
• Weeks 3-4 : S. boulardii
Jan 2018
SIBO Breath Test #3
Feb 2018
Pt D/C'd Low FODMAP Diet
FUNCTIONAL MEDICINE VISIT #3
Dietary Intervention: Regular Diet
Nutritional Supplements:
• S. boulardii
• GI Restore
Mar 2018
Skin rash and abdominal bloating has improved.

Patient Narrative

This patient is a 31-year-old female presenting with intermittent eczema, constipation, abdominal bloating, and suspected food allergy.

She was a twin, born premature via cesarean section. During her childhood, she reported having recurring ear infections treated with multiple courses of antibiotics, hay fever and eczema. At age 18 she was diagnosed with allergic rhinitis, bouts of intermittent eczema and food sensitivity (not confirmed). At age 23 she traveled to the USA to study in Boston with persistent allergic rhinitis and eczema.

Her eczema was treated by a dermatologist with topical steroids and failed to improve. In November 2017, the patient consulted with a functional medicine practitioner. A history revealed patient consumed a regular diet, engaged in light activity (walking) 1-2 times per week for 20-30 minutes, reported high levels of stress, and slept 6 hours per night. She had recently changed jobs, was in a relationship but not married.

During her November 2017 visit, a hydrogen breath test was positive for SIBO — hydrogen (H2) levels were 162 ppm by the 5th sample at 100 minutes. The patient began a treatment plan consisting of a low FODMAP diet, dietary and botanical supplements including digestive enzymes, berberine, thyme, cinnamon, neem, uvaursi, and oregano.

For the first 4 weeks, the patient was instructed to follow the low FODMAP diet and the following supplement regimen:

Nutritional Supplements
Microcidin AF (2 capsules twice a day 1 hour before a meal) Ingredients (per capsule): Berberine Hydrochloride 300 mg, Thyme Extract (20:1) (Thymus vulgaris) 35 mg (leaf) (equivalent to 700 mg dried herb), Cinnamon Extract (10:1) (Cinnamomumaromaticum) 40 mg (bark) (equivalent to 400 mg dried herb), Neem Extract (20:1) (Azadirachtaindica) 35 mg (leaf) (equivalent to 700 mg dried herb), UvaUrsiExtract (10:1) (Arctostaphylosuva-ursi) 35 mg (leaf) (equivalent to 350 mg dried herb), Oregano Extract (5:1) (Origanum vulgare) 75 mg (leaf) (30% carvacrol)
GI Detox (1 capsule twice a day after a meal) Ingredients (per capsule): Pyrophyllite Clay 562 mg, Activated Charcoal 188 mg
GI Digest (1 capsule twice a day with a meal) Ingredients (per capsule): BioCore® Optimum Complete 110 mg, providing: Amylase 3,500 DU, Protease 21,000 HUT, Protease 4,000 PC, alpha-Galactosidase 150 GalU, Glucoamylase 9 AGU, Lactase 1,000 ALU, Protease 50 SAPU, Invertase 400 SU, Lipase 500 FIP, Acid Maltase 14 MaltU, Peptidase 2 AP BioCore® DPP-IV 100 mg, providing: Protease 500 DPP-IV, Protease 30,000 HUT, Protease 8.5 AP

Ultrazyme(1 capsule twice a day with a meal) Ingredients (per capsule):Pancreatin (8x) USP 125 mg, supplying: Lipase 2,000 USP Units, Amylase 25,000 USP Units, Protease 25,000 USP Units, Ox Bile powder 100 mg, L-Lysine 80 mg (from 100 mg L-Lysine Hydrochloride), Pepsin 1:10,000 66 mg, Bromelain (2400 GDU/g) 50 mg (from the pineapple plant (Ananascomosus) stem), Cellulase 6 mg
Betaine Plus (1 capsule twice a day with a meal) Ingredients (per capsule): Betaine (from 650 mg Betaine HCI) 496 mg. Pepsin (1:10,000) (from porcine) 140 mg
Saccharomyces boulardii 5 billion CFU (1 capsule twice a day)
GI Restore (1 teaspoon 3 times a day) Ingredients (per ½ teaspoon): Slippery Elm Extract (4:1) (Ulmusrubra) (branch bark) 150 mg (water extract), DGL (Deglycyrrhizinated Licorice) (10:1) (Glycyrrhizaglabra) 152 mg (root), Zinc L-carnosine (polaprezinc) 25 mg, L-Glutamine 500 mg, Quercetin (isolate) 50 mg
Berberine Hydrochloride 500 mg (2 capsules twice a day 1 hour before meals)

At weeks 2-4, a gastrointestinal mucosa repair formula including slippery elm, zinc-carnosine, glutamine, deglycyrrhizinated licorice (DGL) were added to her regimen, and probiotics with Saccharomyces boulardii for preventing pseudomonas colitis were added for weeks 3-4.

After 4 weeks following the low FODMAP diet and supplement regimen, she was seen for the first follow-up visit in December 2017. At this visit, a repeat hydrogen breath test was obtained indicating that the severity of her SIBO had improved but not completely resolved. The patient's H2 levels dropped from 162 ppm to 56 ppm. A high dose berberine supplement was added to her regimen. The patient was instructed to continue with the low FODMAP diet, all of her supplements with the addition of berberine hydrochloride 500 mg capsules, 2 capsules twice per day 1 hour before a meal for an additional 4 weeks.

In January 2018, after 2-months of nutritional therapy, the third breath test showed H2 levels within normal limits at 13 ppm by the 100 minute mark. The patient reported improvement in her eczema and abdominal bloating. In February 2018 the patient discontinued the low FODMAP diet and upon her second follow-up visit in March 2018, she reported complete resolution of her eczema and abdominal bloating while consuming a regular diet with supplement use consisting of Saccharomyces boulardii and GI Restore.

Patient Perspective

After being told my diagnosis was SIBO, a word or disease I never heard, I was worried about the treatment, which did not seem to be related to my skin rash. But after two courses of the treatment and follow up tests, the cause was truly from the gut and my symptoms were gone and I have a wonderful life now. Thanks to my functional medicine doctor and functional nutritionist to help me a better life and most important is to find the root cause of my disease.

Discussion

The typical clinical symptoms of SIBO includes abdominal pain and bloating, persistent belching and flatulence. Additional symptoms can also include steatorrhea, absorption disorders, weight loss and malnutrition as well as dyspepsia 7. Elderly patients with SIBO may be completely asymptomatic. In many cases, SIBO coexists with irritable bowel syndrome 8,9. Additionally, SIBO has been reported along with other dermatological conditions such as rosacea and facial rash 10.

In this present case, SIBO was suspected due to the patient's complaints of intermittent eczema, constipation, abdominal bloating and belching after meals. The diagnostic method of SIBO is based on analysis of microbiota in the small intestine, with collection of jejunum or duodenum aspirates for culture considered to be the golden standard. While bacterial overgrowth could occur in the more distal part of the small intestine, direct aspiration and culture are limited due to the instrumentation 11. Breath testing is a useful, inexpensive, simple, and safe diagnostic tool in gastroenterology and is important for the diagnosis of carbohydrate maldigestion syndromes and SIBO 12.

In this case, the lactulose hydrogen breath test (LBHT) was used for diagnosis of SIBO. SIBO is confirmed when an elevated hydrogen level ≥20 ppm over baseline value is seen in 2 consecutive readings 12. The treatment of SIBO is a complex, step-by-step process aiming to eliminate the bacteria in the small intestine, repair the intestinal barrier and reintroduce the bacteria into gut lumen. In antibiotic therapy, metronidazole remains the first line of therapy. However, rifaximin, a newer antibiotic which is poorly absorbed in the gastrointestinal tract, is also effective in reducing symptoms 7. Herbal therapies, such as oregano oil and berberine, have been shown to be equivalent in efficacy to rifaximin for the treatment of SIBO 4.

Probiotics, such as Lactobacillus and Bifidobacteria, are useful at enhancing the intestinal barrier and reducing gas production 7. A common complication of antibiotic use is the development of gastrointestinal disease, ranging from mild diarrhea to pseudomembranous colitis. In this case, S. boulardii was used for prevention of this condition, as studies have shown that the simultaneous administration of S. boulardii to antibiotics resulted in a significant reduction to develop diarrhea by more than half 13.

Dietary modification is essential for prevention of recurrence as it has a powerful influence on the gut microbiome and helps to heal the mucosal lining. Dietary intervention is also important during SIBO treatment to help alleviate symptoms. While dietary adherence can be challenging for patients, the low-FODMAP diet shows symptomatic improvement 14.

Since the patient was treated with a combination of botanicals in the various prescribed nutritional supplements, it is difficult to determine the specific mechanism which resolved the patient's symptoms. Although it appears that the combination of the prescribed therapy is associated with patient's successful outcomes, future studies should investigate the individual effects of various herbs.

Conclusion

In conclusion, our case report highlights the usefulness of the lactulose hydrogen breath test in accurately diagnosing small intestinal bacterial overgrowth in a young adult female with multiple gastrointestinal complaints. In addition, antimicrobial botanicals--including berberine, oregano, cinnamon, neem, and uvaursi—were found to eradicate the infection without the use of antibiotics. Future research may include large, experimental trials investigating the efficacy of a combination therapy of a low-FODMAP diet along with the aforementioned botanicals.

Acknowledgement

The authors are doctoral students in clinical nutrition at the Maryland University in Integrative Health (Laurel, MD, USA).

References

1、Bohm M, Siwiec RM, Wo JM. Diagnosis and Management

of Small Intestinal Bacterial Overgrowth. NutrClinPract. 2013;28(3):289-299. doi:10.1177/0884533613485882.

2、Bures J, Cyrany J, Kohoutova D, et al. Small intestinal bacterial overgrowth syndrome. World J Gastroenterol. 2010;16(24):2978-2990. doi:10.3748/WJG.V16.I24.2978.

3、Rezaie A, Pimentel M, Rao SS. How to Test and Treat Small Intestinal Bacterial Overgrowth: an Evidence-Based Approach. CurrGastroenterol Rep. 2016;18(2):8. doi:10.1007/s11894-015-0482-9.

4、Chedid V, Dhalla S, Clarke JO, et al. Herbal therapy is equivalent to rifaximin for the treatment of small intestinal bacterial overgrowth. Glob Adv Heal Med. 2014;3(3):16-24. doi:10.7453/gahmj.2014.019.

5、Kwiatkowski L, Rice E, Langland J. Integrative Treatment of Chronic Abdominal Bloating and Pain Associated With Overgrowth of Small Intestinal Bacteria: A Case Report. AlternTher Health Med. 2017;23(4):56-61. http://www.ncbi.nlm.nih.gov/pubmed/28646815. Accessed June 13, 2018.

6、Riley DS, Barber MS, Kienle GS, et al. CARE guidelines for case reports: explanation and elaboration document. J ClinEpidemiol. 2017;89:218-235. doi:10.1016/j.jclinepi.2017.04.026.

7、Miazga A, Osiński M, Cichy W, Zaba R. Current views on the etiopathogenesis, clinical manifestation, diagnostics, treatment and correlation with other nosological entities of SIBO. Adv Med Sci. 2015;60(1):118-124. doi:10.1016/j.advms.2014.09.001.

8、Leung Ki E-L, Roduit J, Delarive J, Guyot J, Michetti P, Dorta G. Small intestine bacterial overgrowth. Rev Med Suisse. 2010;6:186-191. http://www.embase.com/search/results?subaction=viewrecord&from=export&id=L358304775%5Cnhttp://sfx.galib.uga.edu/sfx_emu1?sid=EMBASE&issn=16609379&id=doi:&atitle=Small+intestine+bacterial+overgrowth&stitle=Rev.+Med.+Suisse&title=Revue+Medicale+Suisse&volum.

9、Choung RS, Ruff KC, Malhotra A, et al. Clinical predictors of small intestinal bacterial overgrowth by duodenal aspirate culture. Aliment PharmacolTher. 2011;33(9):1059-1067. doi:10.1111/j.1365-2036.2011.04625.x.

10、Parodi A, Paolino S, Greco A, et al. Small Intestinal Bacterial Overgrowth in Rosacea: Clinical Effectiveness of Its Eradication. ClinGastroenterolHepatol. 2008;6(7):759-764. doi:10.1016/j.cgh.2008.02.054.

11、Lin HC. Small Intestinal Bacterial Overgrowth. JAMA. 2004;292(7):852. doi:10.1001/jama.292.7.852.

12、Rezaie A, Buresi M, Lembo A, et al. Hydrogen and Methane-Based Breath Testing in Gastrointestinal Disorders: The North American Consensus. Am J Gastroenterol. 2017;112(5):775-784. doi:10.1038/ajg.2017.46.

13、Szajewska H, Kołodziej M. Systematic review with meta-analysis: Saccharomyces boulardii in the prevention of antibiotic-associated diarrhoea. Aliment PharmacolTher. 2015;42(7):793-801. doi:10.1111/apt.13344.

14、Halmos EP, Power VA, Shepherd SJ, Gibson PR, Muir JG. A Diet Low in FODMAPs Reduces Symptoms of Irritable Bowel Syndrome. Gastroenterology. 2016;146(1):67-75.e5. doi:10.1053/j.gastro.2013.09.046.

預防醫學

預防重於治療，見微知著，讓預防醫學恢復淨化我們的身心靈。

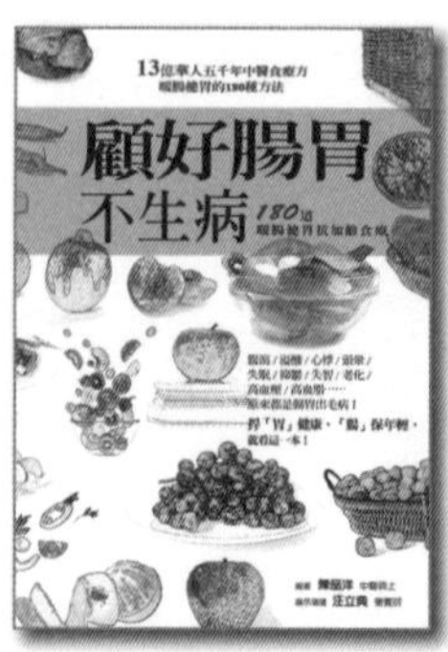

顧好腸胃不生病：180 道暖腸健胃抗加齡食療

陳品洋 中醫碩士 ◎ 編審
汪立典 營養師 ◎ 專序推薦
定價 ◎ 320 元

顧好腸胃，身體就健康！完全收錄暖腸健胃 180 種食療方！青春痘、頭痛、高血壓、感冒、腹瀉、糖尿病、自律神經平衡，造成抑鬱、心悸……都可能是腸胃惹的禍！？
錯誤的飲食會傷害人的腸胃，耗損體內大量的酵素（包含維生素及礦物質），最終導致疾病。照顧好腸胃，全身都受惠！

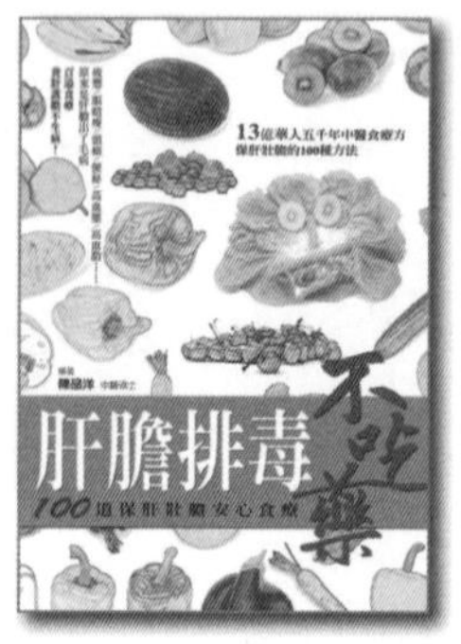

肝膽排毒不吃藥：100 道保肝壯膽安心食療

陳品洋 中醫碩士 ◎ 編審
定價 ◎ 320 元

便秘、疲勞、眼睛酸澀、口臭，各種小毛病困擾著你嗎？
小心，肝臟已經發出警訊！
西醫開藥「鎮壓」病痛，中醫食療如何疏通？
中醫碩士精選，100 道養肝療方，結合生活案例、中醫理論，超完整肝膽調理指南！

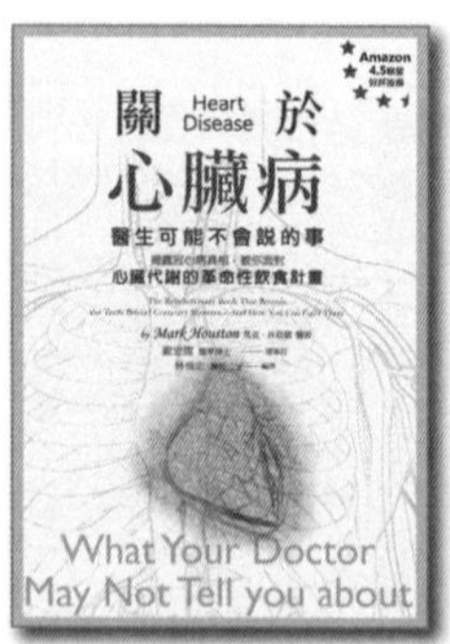

關於心臟病，醫生可能不會說的事：揭露冠心病真相，教你面對心臟代謝的革命性飲食計畫

馬克．休斯頓（Mark Houston）醫學博士 ◎ 著
歐忠儒 醫學博士 ◎ 總審訂
林俊忠 醫師 ◎ 編譯
定價 ◎ 350 元

Amazon 網站 4.5 顆星推薦！
揭發，冠狀動脈心臟病真相！有一種方式，可能讓心臟病患者大幅改善健康，但醫師也許沒有思考過？
本書不只破除種種心臟病迷思，解釋冠狀動脈心臟病的真正風險因素，更為有心臟困擾者指出一條明路——透過適當的營養或營養補充品、運動來降低或消除這些風險，救命原則看得到，更用得到。

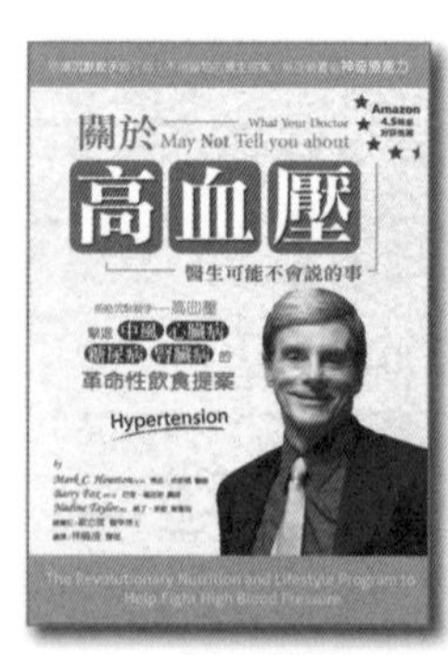

關於高血壓，醫生可能不會說的事：拒絕沉默殺手一高血壓，擊退中風、心臟病、糖尿病和腎臟病的革命性飲食提案

馬克．休斯頓（Mark Houston）醫學博士 ◎ 著
歐忠儒 醫學博士 ◎ 總審訂
林曉凌 醫師 ◎ 編譯
定價 ◎ 350 元

高血壓，無聲未爆彈？
超過五十萬美國人患有高血壓，這個「沉默殺手」大大增加罹患中風、心臟病、充血性心臟衰竭、腎衰竭、視力減退等疾病風險。
本書將逐步詳細解說，高血壓是什麼，它又如何傷害我們，同時學習一些具有療效的食物和補充品，該如何在日常飲食中運用，尤其是可以幫助控制血壓的飲食。

預防醫學

預防重於治療，見微知著，讓預防醫學恢復淨化我們的身心靈。

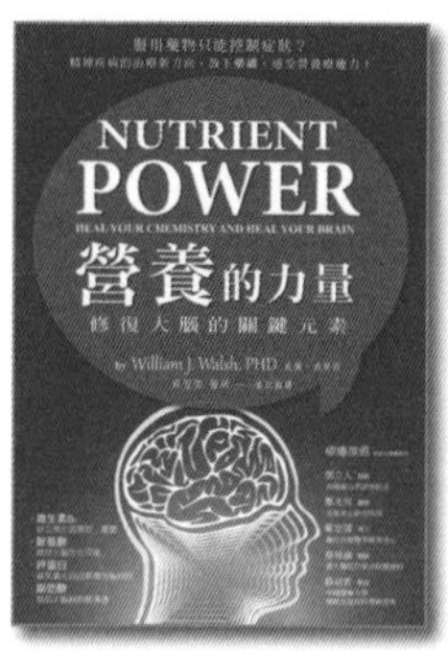

營養的力量：
修復大腦的關鍵元素

威廉．威爾許 博士
Dr. William J. Walsh ◎ 著
蘇聖傑 醫師 ◎ 審訂翻譯
定價 ◎ 350 元

不想再倚賴藥物來治療精神疾病了嗎？那麼這本書你非讀不可！為何營養分子是矯正大腦功能異常的最好藥物？
精神藥物問世半個世紀後，最新的外基因學及營養基因學終於給我們答案！
本書針對最困擾現代人的精神疾病，提出營養生化療法與治療案例，治癒大腦迎接健康人生！

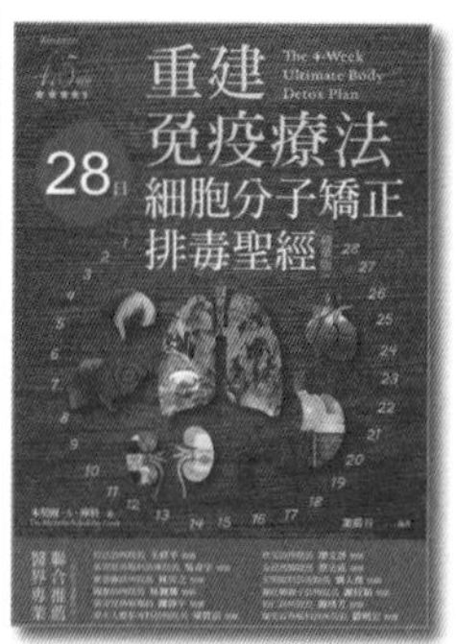

重建免疫療法：
28 日細胞分子矯正排毒聖經
（精華版）

米契爾．S．庫科 自然醫學醫師
（Michelle Schoffro Cook）◎ 著
謝嚴谷 ◎ 編譯
定價 ◎ 450 元

Amazon 網站 4 顆星推薦
自淨力，遠離百病的健康終極革命！
你還停留在投藥治病的階段嗎？ 28 天終極排毒，美國預防醫學權威療癒實證，淨．斷．毒，28 天讓你看見身體的改變！遠離百病纏身，腎臟、腸胃、肝膽、淋巴、肺部、皮膚排毒的療癒攻略。

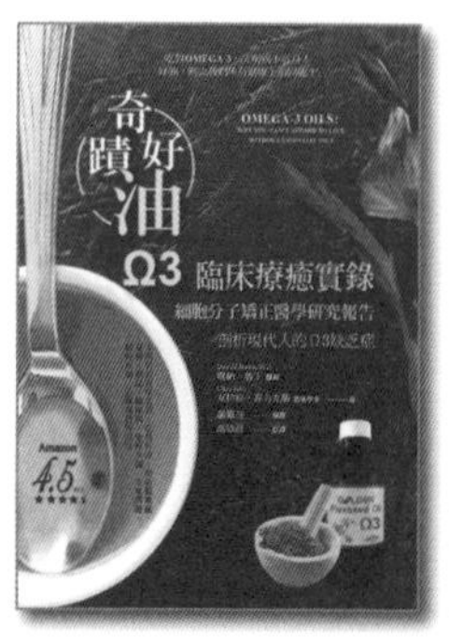

奇蹟好油：
OMEGA-3 臨床療癒實錄

唐納．魯丁
（DONALD RUDIN）
克拉拉．菲力克斯
（CLARA FELIX）◎ 著
謝嚴谷 ◎ 審訂
謝珞爵 ◎ 翻譯
定價 ◎ 350 元

心血管疾病、癌症、糖尿病、過胖、免疫失調、精神疾病等，都是起源於營養不均衡所導致的結果。
吃對 OMEGA-3，文明病不近身！
OMEGA-3 使大腦力升級，遠離老化、癌症、失智症候群。

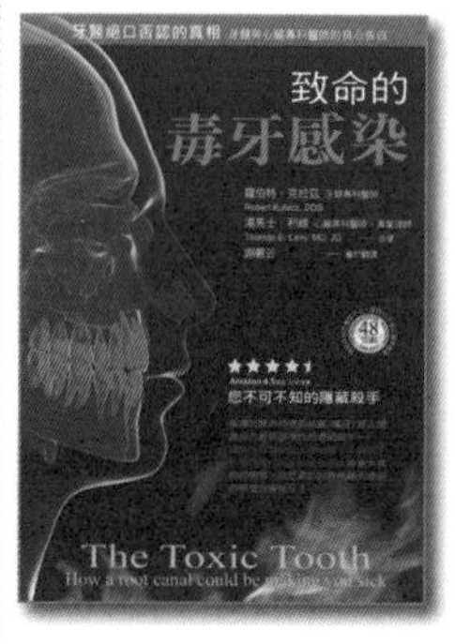

牙醫絕口否認的真相：
致命的毒牙感染

羅伯特．克拉茲 醫師
（Robert Kulacz, DDS）
湯馬士．利維醫師
（Thomas E. Levy, MD, JD）◎ 著
謝嚴谷 ◎ 審訂翻譯
定價 ◎ 350 元

Amazon 網站 4.5 顆星讚譽
關於牙齒健康，我們應該更小心！眾多科學證據表示，幾乎所有接受治療的牙齒仍然受到感染，感染和毒素幾乎仍然留在牙齒內，在口中緩慢而持續地洩漏毒素，引起高血壓、心臟病、癌症、糖尿病……等疾病！

瀚仕功能醫學研究中心

21世紀最重要的健康醫學

健康管理新思維—功能醫學

人體的不適在被檢查出來之前，其實就已經潛伏著可能誘發疾病的生化失衡，身體裡的各個生理系統環環相扣，只要有一方失衡，就會如同骨牌效應般的使健康出現狀況，導致迅速衰老。

功能醫學是以科學為基礎的健康評估手段，功能醫學強調人體的生化獨特性，及每個人由於遺傳和環境的不同，所擁有的生理、生化代謝及健康的狀況或疾病的形成等方式也是唯一的。換言之，每個人的健康都需要不同的管理方式，依據不同的體質狀況來安排適當的照護模式。

亞洲第一家功能醫學實驗室

瀚仕功能醫學研究中心是以人為本，用最先進的科學檢測方法檢測基因、功能、病理、再配合生活型態的調整，以功能醫學、病裡醫學、基因體醫學、營養醫學、生活醫學的「五合一」的「個人化醫學」，使每個人都能達到最佳的健康狀況。

健康是積極的活力，

不是沒有疾病而已！

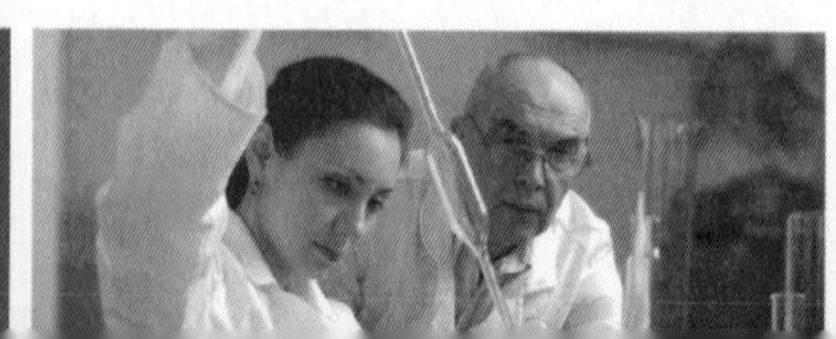

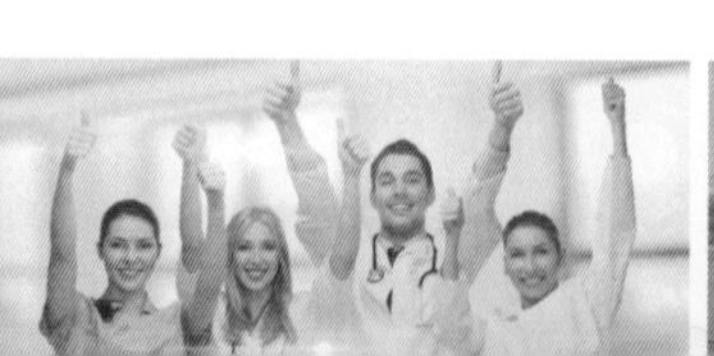

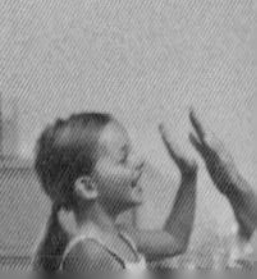

瀚仕功能醫學中心的優勢

- ISO 15189:2012 TAF認證實驗室
- 亞洲唯一從事功能醫學檢測實驗室
- 擁有技術精專的醫療檢驗團隊
- 國內首將液相層析串聯式質譜儀LC-MS/MS、氣相質譜儀GC-MS、感應耦合電漿放射質譜儀ICP-MS級超高效能液相層析儀UHPLC應用於臨醫學的檢驗中心
- 具有十多年功能醫學臨床經驗，可提供臨床醫師最完整的應用教育
- 提供完整的健康管理諮詢
- 提供最實用的個人化檢測報告
- 與世界最頂尖的功能醫學單位策略聯盟，研發個人化的營養專屬處方

檢測與諮詢項目

- 小腸黏膜滲透性指標（糞便）
- 腸道免疫發炎指標（糞便）
- 腸道消化指標（糞便）
- 麩質敏感／乳糜瀉分析（糞便）

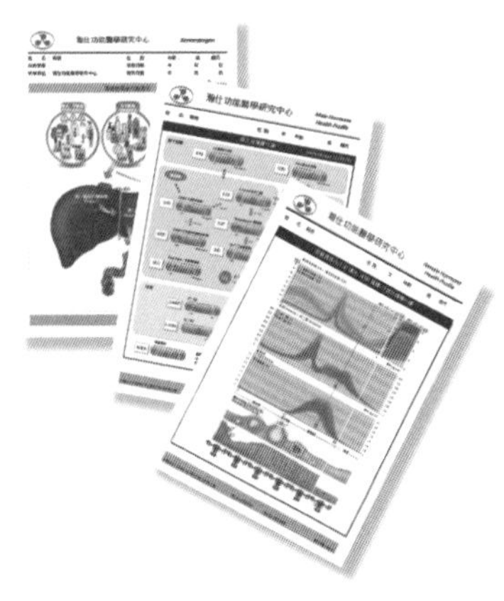

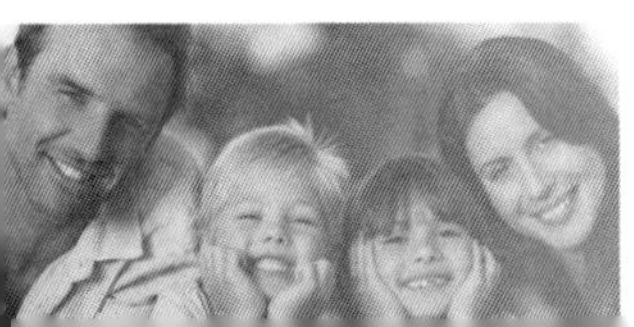

國家圖書館出版品預行編目（CIP）資料

SIBO, 隱「腸」危機：終結 SIBO 小腸菌叢過度增生，改善腸漏、血糖、內分泌失調、自體免疫疾病 / 歐瀚文作 . -- 第一版 . -- 臺北市：博思智庫，民 107.11 面；公分 . -- (預防醫學；21)

ISBN 978-986-97085-0-0(平裝)

1. 腸道病毒 2. 保健常識

415.55　　107018159

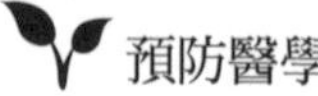
預防醫學 21

SIBO，隱「腸」危機

終結 SIBO 小腸菌叢過度增生，改善腸漏、血糖、內分泌失調、自體免疫疾病

作　　者｜歐瀚文
文字協力｜賀菡懿
主　　編｜吳翔逸
編輯協力｜李海榕
校　　稿｜陳映羽、洪佳琪
資料協力｜陳瑞玲
美術設計｜蔡雅芬

發 行 人｜黃輝煌
社　　長｜蕭艷秋
財務顧問｜蕭聰傑
出 版 者｜博思智庫股份有限公司
地　　址｜104 台北市中山區松江路 206 號 14 樓之 4
電　　話｜(02) 25623277
傳　　真｜(02) 25632892

總 代 理｜聯合發行股份有限公司
電　　話｜(02)29178022
傳　　真｜(02)29156275

印　　製｜永光彩色印刷股份有限公司
定　　價｜300 元
第一版第一刷　中華民國 107 年 11 月

ISBN 978-986-97085-0-0

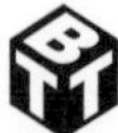
博思智庫股份有限公司
博思智庫粉絲團　Facebook.com/broadthinktank